Raphaël Terreau

Musicothérapie et Maladie d'Alzheimer

AF280646

Raphaël Terreau

Musicothérapie et Maladie d'Alzheimer

Prise en soin en art-thérapie à dominante musicale de personnes atteintes de démences de type Alzheimer

Éditions universitaires européennes

Imprint

Any brand names and product names mentioned in this book are subject to trademark, brand or patent protection and are trademarks or registered trademarks of their respective holders. The use of brand names, product names, common names, trade names, product descriptions etc. even without a particular marking in this work is in no way to be construed to mean that such names may be regarded as unrestricted in respect of trademark and brand protection legislation and could thus be used by anyone.

Cover image: www.ingimage.com

Publisher:
Éditions universitaires européennes
is a trademark of
Dodo Books Indian Ocean Ltd. and OmniScriptum S.R.L publishing group

120 High Road, East Finchley, London, N2 9ED, United Kingdom
Str. Armeneasca 28/1, office 1, Chisinau MD-2012, Republic of Moldova, Europe
Managing Directors: Ieva Konstantinova, Victoria Ursu
info@omniscriptum.com

Printed at: see last page
ISBN: 978-3-8417-3848-6

Remerciements chaleureux

aux personnes résidant à l'Unité des Quatre Saisons, et à leurs proches

à toute l'équipe soignante de l'Unité des Quatre Saisons

à M. Philippe SAUBOIS, directeur de l'Hôpital Local de Montrichard

au Docteur Blandine RAFFIN, directrice de stage et médecin coordonnateur

à Mme Sylvie FOUILLET, cadre de santé

à Mme Odile TOURRET, infirmière diplômée d'état

à Mme Catherine THAREAU, psychologue clinicienne

au Docteur Régis COUTAUD, médecin généraliste

à Mme Brigitte GANIERES, orthophoniste

au Docteur Ursule-Catherine VIOLA, neurologue, et directrice de ce mémoire

à M. Richard FORESTIER, directeur de formation,

à l'ensemble des formateurs et intervenants de l'école d'art-thérapie de Tours

à Mmes Claire OPPERT et Amélie TETARD, art-thérapeutes (D.U. de Tours)

à Mme Monique GUERIN, pour son œil averti

à mes proches, et notamment Isabelle et Elie

Je dédie ce mémoire à mes grands-parents, Jeannette, Marcelle, Bernard et Paul.
Qu'ils vieillissent longtemps en bonne santé...

Plan

Glossaire

Les mots suivis d'un astérisque sont définis ici, d'après les ouvrages mentionnés en bibliographie à la rubrique « dictionnaires ou atlas » (chiffres entre parenthèses).

Acétylcholine : Médiateur de l'influx nerveux du système parasympathique, du système pré-ganglionnaire sympathique, des plaques motrices musculaires et de la médullo-surrénale (6 ; 5, p.13).

Achoppement : Hésitation, coupure, dans le rythme de la parole (2)

Amyloïde (protéine) : Protéine dont il existe plusieurs variétés, chacune correspondant à une variété d'amylose, maladie liée à l'infiltration des tissus par une substance amyloïde (6).

Anhédonie : Perte de la sensation de plaisir dans les actes qui normalement la produisent (6).

Apathie : Indifférence et passivité affective avec disparition de toute initiative et activité (4).

Catharsis : Purgation des passions opérée par le moyen de l'art, notamment par la tragédie (4).

Cognition : Processus par lequel un organisme acquiert la conscience des événements et objets (7).

Dyspnée : Difficulté de respirer accompagnée d'une sensation d'oppression ou de gêne (6).

Echolalie : Répétition involontaire et automatique de certains mots (6)

Engramme : Terme désignant les traces imprimées dans le cerveau par l'expérience (4).

Existentialisme : Philosophie qui prend l'existence humaine pour centre de sa réflexion (4).

Glissement (syndrome de) : Détérioration globale avec refus de nourriture et de toute activité intervenant chez le sujet âgé (6).

Hémianopsie : Affaiblissement ou perte complète de la vision concernant une moitié du champ visuel d'un œil ou des deux yeux (6).

Hippocampe : Cinquième circonvolution temporale du cerveau jouant un rôle primordial dans les processus de mémorisation (7 ; 5, pp. 92-93).

Humanisme : Théorie, doctrine qui prend pour fin la personne humaine et son épanouissement (7).

Intonation : Manière plus ou moins juste de poser la hauteur d'un son, conformément aux habitudes d'un contexte musical (8).

Logorrhée : Besoin irrésistible de parler observé chez certains patients aphasiques (2).

Manque du mot : impossibilité pour le sujet de produire le mot au moment où il en a besoin (2).

M.M.S.E. (Mini Mental State Examination) : méthode simple d'évaluation de l'état mental par un score compris entre 0 et 30 (6).

Modes (musicaux) : Manière de disposer différents degrés selon une succession de tons et de demi-tons, ou selon les intervalles qu'ils forment par rapport à la tonique (8).

Neurofibrillaire (dégénérescence) : Formation anormale interneuronale rencontrée dans les processus dégénératifs séniles (1).

Nycthémère : Espace de temps de 24 heures comprenant la succession de la nuit et du jour (6).

Phénoménologie : Chez Husserl, méthode philosophique qui se propose, par la description des choses elles-mêmes, en dehors de toute construction conceptuelle, de découvrir les structures transcendantes de la conscience et les essences (7).

Presbyacousie : Diminution de l'acuité auditive, due au vieillissement (6).

Proprioception : Appréciation de la position et de l'équilibre par le système musculaire (6).

Somesthésie : Sensation corporelle, conscience du corps (1).

Stress : Situation, fait traumatisant pour l'individu, tension nerveuse (7).

Syncope (rythme syncopé) : Note qui commence sur une partie faible de la mesure en évitant une partie forte, soit en l'englobant (par liaison), soit en la sautant (par un silence) (8).

Tégumentaire : Propre au tégument (tissu qui recouvre un organisme) (7).

Tessiture : Etendue moyenne des hauteurs que peut jouer un instrumentiste ou un chanteur (8).

Thymie : Tonalité affective de la conduite, humeur (6).

Voisement : Emission d'un son laryngé par vibration des cordes vocales (2).

Introduction

Le vieillissement est problématique dans nos sociétés

Dans nos sociétés nord-occidentales, l'espérance de vie a considérablement augmenté depuis 50 ans, et la démographie accuse un vieillissement important de la population. Les problématiques liées au vieillissement sont particulièrement présentes, et même parfois criantes (retraites, dépendance…), en termes de santé publique, d'équilibre économique, et de considérations éthiques, sociales et culturelles.

La dépendance est une problématique familiale et sociale

La fragilité croissante des personnes âgées menace leur autonomie et leur indépendance. Les bouleversements psychiques viennent s'ajouter au déclin physique « ordinaire » et à l'approche inexorable de la mort : altération de l'estime de soi, idées morbides, dépression…

Leurs relations s'étiolent, se délitent, les amitiés étant confrontées elles aussi à la vieillesse et à la mort. Le veuvage les guette, ou les cueille. Les enfants sont loin, ils travaillent et élèvent eux-mêmes leurs propres enfants. Bientôt, le jardinage ou la lecture deviennent pénibles, la conduite automobile dangereuse.

Il faut « se faire une raison », et quitter la maison familiale pour un endroit plus sûr, même s'il faut pour cela faire le sacrifice des souvenirs, et d'une bonne part de sa retraite. Le déménagement est toujours une rupture, personnelle et familiale, un déracinement, y compris lorsqu'il est bien préparé et accepté par la personne malade et par ses proches[1].

Les syndromes démentiels sont une des causes de la dépendance

Les pertes ou bouleversements physiques, psychiques et sociaux, qui altèrent la santé[2] des personnes âgées au cours du processus « ordinaire » du vieillissement, peuvent malheureusement s'accompagner de troubles moins bénins, parmi lesquels les syndromes démentiels occupent une place prépondérante.

Du latin *demens*, littéralement « privé d'esprit », la démence est définie comme « *déchéance progressive et irréversible des activités psychiques, mentales.* »[3] Les syndromes démentiels sont identifiés par la localisation des atteintes et leurs causes probables. On distingue ainsi les démences vasculaires, neurodégénératives, ou dues à une pathologie médicale, corticales, frontotemporales, sous-corticales, corticobasales, etc. Elles portent souvent le nom de leur découvreur (Huntington, Korsakoff, Pick…)[4]

Notre attention se portera uniquement dans ce mémoire sur les démences de type Alzheimer (D.T.A.) ; l'on pourra se référer, pour de plus amples informations sur les syndromes démentiels, aux ouvrages de référence, dont le DSM-IV, par exemple[5].

---

[1] CONTO, Christelle : « *Tu verras, tu seras bien... »* - *Placement et ambivalence affective dans le milieu familial*, in « Gérontologie et société », 2005
[2] « *La santé est un état de complet bien-être physique, mental et social, et ne consiste pas seulement en une absence de maladie ou d'infirmité »* ; préambule de la constitution de l'Organisation Mondiale de la Santé, 1946
[3] *Le petit Robert*, 2011
[4] GRIDEL, Geneviève : *Gériatrie*, 2008, pp. 39-41, et CHATILLON, Olivier, et GALVAO, Filipe : *Psychiatrie – Pédopsychiatrie*, 2008, pp. 315-325
[5] AMERICAN PSYCHIATRIC ASSOCIATION : *DSM-IV-TR*, 2003, pp. 171-198

Ce mémoire présente un type de prise en soin et propose des hypothèses de travail

Musicien intervenant en hôpital pédiatrique depuis plus de dix ans, je tiens pour évident l'intérêt de la musique en milieu de soin. Jusqu'à présent, mon rôle se situait dans le champ de l'animation, toujours en lien avec le personnel médical, paramédical et éducatif, et dans l'objectif d'un mieux-être à l'hôpital, mais jamais dans le cadre d'une stratégie thérapeutique.

C'est précisément cette ambivalence (aider à aller mieux, mais pas tout à fait soigner) qui m'a poussé à entreprendre une formation en art-thérapie. J'y ai acquis des connaissances, mais aussi un savoir-faire, et surtout un « savoir-être ». Cette formation a profondément transformé mon regard sur le monde et sur l'existence, sur l'être humain et sur moi-même.

Par un concours de circonstances, j'ai été amené à effectuer mon stage pratique dans une unité pour personnes âgées désorientées. J'avais beaucoup d'a priori, appréhendais une grande inertie, un pesant silence, et craignais d'être débordé par les manifestations de la démence.

Au contraire, j'ai rencontré beaucoup de vie, et vécu de magnifiques rencontres, au contact des personnes résidant à l'Unité des Quatre Saisons. L'humanité qui brille dans leurs yeux, qui vibre au creux de leurs mains, a vite gommé et balayé mes appréhensions.

Après avoir posé quelques jalons concernant les démences de type Alzheimer d'une part, et l'art-thérapie d'autre part, le travail que je présente ici expose plus précisément les apports de l'art-thérapie à dominante musicale dans la prise en soin des personnes atteintes de D.T.A., d'abord sous un angle théorique, puis sous l'angle de mon expérience en stage pratique. Enfin, suivant le fil de lectures passionnantes[6], je me suis intéressé aux neurosciences, et ai choisi, pour la troisième partie de ce mémoire, de proposer une discussion les mettant en lien avec l'art-thérapie.

I. L'art-thérapie à dominante musicale peut être indiquée pour prendre en soin les personnes atteintes de Démences de Type Alzheimer

Introduction à la première partie

Cette première partie a pour ambition de montrer l'intérêt spécifique de l'art-thérapie à dominante musicale pour les patients atteints de D.T.A. Il s'agit d'abord de comprendre les démences de type Alzheimer, dans leur histoire, leurs problématiques, et leurs manifestations. Ensuite seront présentées l'art-thérapie et la musicothérapie : leurs origines, orientations et outils de travail. Dans un troisième chapitre, enfin, il s'agira de mieux cerner le phénomène spécifique que l'on appelle « Musique », dans sa nature, ses rapports à l'être humain, et ses potentiels d'action thérapeutique.

A. Les D.T.A. sont des pathologies bien identifiées

Les D.T.A. sont les plus fréquentes des maladies neurodégénératives[7] ; elles représentent un véritable enjeu de santé publique et font l'objet de plans d'envergure sous l'égide de nombreux gouvernements[8].

---

[6] Et premièrement : SACKS, Oliver : *Musicophilia – la musique, le cerveau et nous*, 2007
[7] TOUCHON, Jacques, et PORTET, Florence : *La maladie d'Alzheimer*, 2004
[8] Pour la France : www.plan-alzheimer.gouv.fr/

1. Trois stades peuvent être distingués dans l'évolution des D.T.A.

Le tableau suivant synthétise les trois stades communément admis dans l'évolution des D.T.A., bien que chaque personne évolue de manière très différente[9].

	Caractéristiques
Premier stade	Oublis répétés d'événements récents ou de conversations récentes. Problèmes d'expression ou de compréhension. Difficultés praxiques et apparition de troubles moteurs. Phases de dépression et changement de personnalité. Nécessité d'avoir des notes ou des rappels pour se souvenir de ce qu'il faut faire pendant la journée.
Stade avancé	Pertes de mémoire persistantes qui impactent la vie courante. Confusion sur les événements récents, le temps, les lieux. Troubles du sommeil et du comportement. Problèmes émotionnels aggravés par le stress. Lenteur des mouvements, rigidité, perte de coordination. Besoin d'une assistance structurée dans la vie de tous les jours.
Stade sévère	Perte des repères temporels et spatiaux. Agnosie et aphasie prononcées. Incapacité à prendre soin de soi-même. Mobilité très réduite (voire inexistante). Difficultés à avaler, incontinence. Hallucinations, délires, troubles du comportement. Le patient a besoin d'une assistance totale. Le décès survient généralement après une infection ou une pneumonie.

2. Les D.T.A. suscitent un certain nombre de questionnements

a) Le contexte historique

C'est au début du XXème siècle, dans l'Europe d'avant la première guerre mondiale, que le psychiatre et neuropathologiste allemand Aloïs Alzheimer étudia les syndromes démentiels, et notamment celui d'une de ses patientes, Auguste D., décédée à 51 ans, qui présentait des troubles comparables aux troubles de la sénilité : une forme de « démence présénile ».

Lors de l'autopsie, il mit en évidence et dessina la dégénérescence neurofibrillaire et les plaques amyloïdes, dès lors considérées comme causes biologiques probables de la maladie. Il est couramment admis de nos jours que la maladie d'Alzheimer concerne les personnes âgées (dont certaines, non atteintes de démence, présentent pourtant à l'autopsie des lésions similaires), mais il s'agissait alors de la démence présénile d'une quinquagénaire.

En 1910, l'appellation « maladie d'Alzheimer » est utilisée pour la première fois dans le traité de psychiatrie du Dr. Emil Kraepelin, directeur de la Clinique psychiatrique royale de Munich. A la même période, à Prague, le laboratoire du Dr. Arnold Pick publie des recherches sur les démences séniles, l'aphasie et les plaques amyloïdes, tandis qu'à Vienne, la Société de Psychanalyse est en plein essor, sous l'impulsion du neurologue Sigmund Freud...[10]

b) Le diagnostic

Bien que les symptômes soient identifiables à un stade avancé, et malgré les progrès de l'imagerie, le diagnostic, du vivant de la personne, est un diagnostic dit « d'exclusion », envisagé après que tous les autres ont été écartés.

Le diagnostic de la démence de type Alzheimer et son évolution sont étayés par certains tests[11] évaluant le fonctionnement cognitif de la personne. Le plus couramment utilisé, et recommandé par la Haute Autorité de Santé, le M.M.S.E. (« mini mental state examination ») de Folstein, date de 1975 ; il peut être effectué en dix minutes.

---

[9] D'après le site www.maladiedalzheimer.com
[10] WHITEHOUSE, Peter J., et GEORGE, Daniel : *Le mythe de la maladie d'Alzheimer*, 2009
[11] HUGONOT-DIENER, Laurence, et al. : *Gremoire : test et échelles de la maladie d'Alzheimer et des syndromes apparentés*, 2010

« *Cependant, le diagnostic de la maladie d'Alzheimer ne doit pas reposer sur le seul M.M.S.E. L'âge, le niveau socioculturel, l'activité professionnelle et sociale, ainsi que l'état affectif (anxiété et dépression) et le niveau de vigilance du patient doivent être pris en considération dans l'interprétation de son résultat[12]* ».

Mais la H.A.S. ne mentionne nulle part la façon dont le résultat chiffré doit être relativisé. Ce résultat, ce « score », est pourtant une des pierres angulaires du diagnostic, d'autant que la recommandation de l'imagerie cérébrale n'est que peu suivie, faute de moyens. Le neuropsychologue peut tempérer le « verdict », mais le diagnostic lui-même, pose question[13].

c) Les traitements

Les résultats obtenus par les principaux médicaments mis sur le marché[14] sont plutôt limités[15], notamment au regard des fonds colossaux engagés par les états dans la recherche, et de nombreux questionnements éthiques et/ou philosophiques se font jour, dans les conférences ou les publications spécialisées[16] comme dans les médias populaires[17].

A travers ces questionnements, une approche plus humaniste de la maladie, dans une « prise en soin[18] » plus globale et plus respectueuse de la personne malade, est suggérée. La formation et le soutien aux aidants et aux soignants, ainsi que les approches socioculturelles, intergénérationnelles et globalement non-médicamenteuses, apparaissent comme autant de voies d'espoir et de progrès. L'art-thérapie fait partie de ces approches.[19]

3. Les D.T.A. sont des pathologies neurodégénératives

Sur le plan neurologique, les D.T.A. sont caractérisées par deux lésions caractéristiques : les plaques séniles amyloïdes* et la dégénérescence neurofibrillaire*. Deux protéines constituent essentiellement ces lésions, respectivement la protéine β (bêta)-amyloïde et la protéine τ (tau) hyperphosphorylée.

Les plaques séniles se développent principalement dans le cortex cérébral, et n'ont pas de topographie sélective. En revanche, la dégénérescence neurofibrillaire suit un parcours bien particulier, débutant dans la région de l'hippocampe, affectant ensuite les aires de la production et/ou de la compréhension du langage (respectivement aires de Broca et de Wernicke), pour terminer dans les régions corticales primaires, motrices et sensorielles[20].

La dégénérescence neurofibrillaire peut être observée dans le vieillissement ordinaire, ainsi que dans d'autres maladies neurodégénératives, mais sa localisation et son intensité sont alors différentes (ex : prédominance fronto-temporale dans la maladie de Pick).

---

[12]HAUTE AUTORITE DE SANTE (recommandations professionnelles) : *Diagnostic et prise en charge de la maladie d'Alzheimer et des maladies apparentées*, mars 2008, p.8
[13]BEN ZID, Saousen : *Stratégie de repérage de la maladie d'Alzheimer et des démences apparentées (...) : utilité des recommandation et variabilité inter-examinateurs du M.M.S.E.*, Thèse de doctorat, 2011
[14]Soit : donépézil (Aricept®), galantamine (Reminyl®), rivastigmine (Exelon®) et mémantine (Ebixa®)
[15]HAUTE AUTORITE DE SANTE (Commission de la Transparence) : *Réévaluation des médicaments indiqués dans le traitement symptomatique de la maladie d'Alzheimer*, 2011
[16]Par exemple : GZIL, Fabrice : *La maladie d'Alzheimer : problèmes philosophiques*, 2009
[17]Par exemple : France INTER : *Sur les épaules de Darwin*
[18]Nous empruntons cette expression, qui nous paraît plus adaptée que celle de « prise en charge », à : DELAGE, Michel, et LEJEUNE, Antoine : *La résilience de la personne âgée, un concept novateur pour prendre en soin la dépendance et la maladie d'Alzheimer*, 2009
[19]FRANCE ALZHEIMER (Association) : *Actes du colloque « art, art-thérapie, et maladie d'Alzheimer »*, 2007
[20]TOUCHON, Jacques, et PORTET, Florence : op. cit.

André Delacourte, directeur de recherche à l'INSERM (unité 422), a modélisé l'évolution de la dégénérescence neurofibrillaire due à la tauopathie en 10 stades, selon les zones corticales atteintes[21]. La figure suivante représente plus précisément le phénomène de dégénérescence en lui-même.

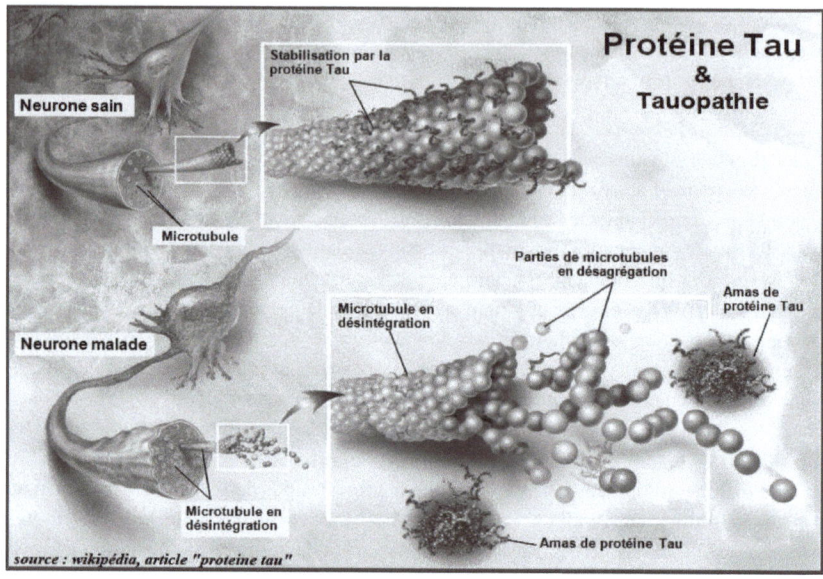

4. Les D.T.A. affectent la mémoire dans ses différentes dimensions[22]

Le noyau basal de Meynert, principale source d'acétylcholine*, est une des premières zones touchées par la dégénérescence. La structure de l'hippocampe*, déjà fragilisée dans le vieillissement ordinaire, est perturbée par le déficit en acétylcholine. Partie du système limbique, située sur la face interne des lobes temporaux, l'hippocampe intervient principalement dans la proprioception*, la construction de la mémoire et la résurgence des souvenirs[23]. La personne dont l'hippocampe est atteint va petit à petit perdre la capacité à mémoriser de nouvelles informations et à restituer les informations engrammées*.

Les fonctions de sélection et de restitution de l'hippocampe étant perturbées, la mémoire dite « de travail », qui permet d'agir à court terme sur la base d'informations ponctuelles, puis la mémoire dite « épisodique », qui stocke à long terme les informations relatives aux événements, sont d'abord touchées. Dans les D.T.A., les troubles de la mémoire épisodique sont rétrogrades : l'amnésie concerne d'abord les faits les plus récents, puis gagne du terrain en remontant progressivement le temps.

La mémoire dite « sémantique », relative à la signification des mots ou des situations, la mémoire dite « perceptive », correspondant aux impressions sensorielles, puis la mémoire dite

[21]DELACOURTE, André : *Le retour de la protéine tau*, 2003 ; cf aussi wikipedia, article « protéine tau »
[22]Voir Annexe A, et LIEURY, Alain : *Psychologie de la mémoire – Histoire, théories, expériences*, 2004
[23]CARTER, Rita, et al. : *Le grand Larousse du cerveau*, 2010

« procédurale », qui permet de réaliser de manière automatique des tâches motrices (s'habiller, porter une cuillère à la bouche), sont ensuite affectées.

5. Les D.T.A. affectent l'orientation dans le temps et dans l'espace

La proprioception et la mémoire étant très perturbées, l'orientation est malmenée. Les personnes atteintes de D.T.A. perdent peu à peu la notion du temps. Le rythme nycthéméral* est perturbé, entraînant somnolences ou insomnies ; la prise des repas, si elle n'est pas structurée par un aidant ou par une institution, devient aléatoire, et peut engendrer la déshydratation, des phases alternées de dénutrition ou de boulimie ; enfin, des troubles hallucinatoires peuvent survenir, incursions du passé dans un présent qui se déforme.

La désorientation spatiale, accentuée dans les stades sévères par les atteintes des zones corticales sensorielles et motrices, est caractérisée par la non-reconnaissance des lieux, par la recherche et la confusion des ouvertures (portes, fenêtres), ou par la perte progressive des repères de niveaux (marches, changement de type ou de couleur du sol). Elle peut engendrer la prise de risques inconsidérés, la chute, la fugue, l'errance, la déambulation.

Le changement de cadre de vie, tel que l'entrée en institution, bien que structurant et sécurisant à long terme, peut être un facteur aggravant de la désorientation dans le temps et dans l'espace.

6. Les D.T.A. se caractérisent par l'aphasie, l'apraxie et l'agnosie[24]

L'aphasie, l'apraxie et l'agnosie sont les trois perturbations cognitives principales répertoriées comme critères diagnostiques de D.T.A. par le DSM-IV, en plus des altérations du fonctionnement de la mémoire[25].

L'aphasie est définie comme la « *perte totale ou partielle des fonctions du langage sans lésion ni paralysie des organes de la phonation* ». Au début, les mots peuvent s'intervertir, puis ils viennent à manquer. Petit à petit la parole devient difficile, stéréotypée, et finit par s'effacer pour être remplacée – selon les personnes – par des balbutiements, des marmonnements, des cris, une écholalie* ou une logorrhée*.

L'apraxie est un « *trouble de l'activité motrice volontaire, indépendant de toute paralysie, pouvant aller jusqu'à l'incapacité d'exécuter le commandement des actes habituels* ». La dépendance de la personne atteinte s'accentue de fait, du simple maniement d'un gant de toilette à l'usage plus sophistiqué des couverts. La perte de la capacité d'écrire ou de signer, en particulier, est un problème majeur pour les patients et les familles.

L'agnosie, enfin, est l'« *incapacité de percevoir et de reconnaître les objets ou les symboles usuels, les fonctions sensorielles élémentaires restant intactes* ». La personne peut voir ou toucher un objet courant (trousseau de clés, montre, etc.), voire le manipuler, sans le reconnaître, ni en saisir la fonction.

Ces trois appellations englobent une large déclinaison de troubles, tels que l'alexie (incapacité à reconnaître les lettres), l'asomatognosie (perte de conscience d'une partie ou de la totalité de son corps), l'anosognosie (absence partielle ou totale de conscience de la maladie), ou la prosopagnosie (trouble de la reconnaissance des visages).

---

[24]Définitions citées : MORFAUX, Louis-Marie : *Vocabulaire de la philosophie et des sciences humaines*, 1997
[25]AMERICAN PSYCHIATRIC ASSOCIATION : *op. cit.*

7. Les D.T.A. altèrent la confiance, l'affirmation, et l'estime de soi

Le vieillissement ordinaire et l'angoisse de mort peuvent fragiliser l'équilibre psychosocial et affectif des personnes âgées. Les perturbations mnésiques et cognitives, dont la personne atteinte de D.TA. a cruellement conscience au début de sa maladie, vont venir altérer considérablement sa confiance, son estime d'elle-même, ses capacités à s'affirmer, son image et son « sentiment » d'elle-même, impliquant à la fois ses perceptions sensorielles et motrices, sa conscience et ses émotions[26].

8. Les D.T.A. peuvent engendrer des troubles psychiques ou s'y associer

Dans cette fragilité apparaissent fréquemment, qu'ils participent des causes ou des conséquences, des troubles psychiques associés, tels que les troubles de l'humeur (anxiété, phobie, dépression...), les troubles de la personnalité (anhédonie*, indifférence affective, hypocondrie, apathie...), ou les troubles psychotiques (hallucinations, idées délirantes, obsessions...). Amplifié par la prosopagnosie, le syndrome dit « de Capgras » affecte souvent les personnes atteintes de D.T.A. : le malade a la conviction que ses proches, conjoint ou enfants, ne sont pas réellement ceux qu'ils prétendent être, mais des imposteurs[27]...

9. Les D.T.A. peuvent engendrer des troubles comportementaux ou s'y associer

Comme nous l'avons évoqué, la désorientation peut être à l'origine d'errances, de déambulation, de fugues, de troubles du rythme nycthéméral, etc. Les troubles du comportement peuvent aussi inclure des stéréotypies motrices (pliage/dépliage du linge, habillage/déshabillage, s'asseoir/se lever...), des comportements agressifs (verbaux et/ou physiques), et des troubles des conduites élémentaires (sexuelles, alimentaires)[28].

10. Les D.T.A. amplifient les troubles physiques et sensoriels du vieillissement

Dans les phases avancées, la maladie va amplifier – voire catalyser – les troubles physiques, sensoriels et sensorimoteurs du vieillissement ordinaire. Les fonctions essentielles telles que la vue, l'audition, l'équilibre, la continence, la mastication, la déglutition, ou l'expectoration sont atteintes, et la dégénérescence neurologique accentue de manière vitale le déclin de la personne malade.

---

[26] DAMASIO, Antonio : *Le Sentiment même de soi – corps, émotions, conscience*, 1999
[27] TOUCHON et PORTET, *op. cit.*, p. 42
[28] *Ibid*

B. La musique est un art qui s'adresse spécifiquement à l'Être Humain

Musique : « *Art de combiner des sons d'après des règles (variables selon les lieux et les époques), d'organiser une durée avec des éléments sonores ; production de cet art (sons ou œuvres).* »[29]

De nombreuses cosmogonies « *ont attribué la création du monde à un chant des dieux, nés eux-mêmes d'un souffle sonore.*[30] » Des fragments de flûtes aurignaciennes en os et certaines représentations rupestres de tambours ou d'arcs datant d'environ 40 000 ans avant J.C. attestent de pratiques musicales dès l'aube de l'humanité, sans qu'on puisse pour autant définir avec précision le rôle de ces pratiques.

Dans la mythologie grecque, la musique, art des Muses, filles de Mnémosyne (la Mémoire) et de Zeus, est placée sous l'égide d'Apollon (demi-frère d'Hermès), dieu de la musique et musicien des dieux, mais également dieu de la Médecine et des Oracles. L'aède Orphée la maîtrise de telle sorte qu'il charme les bêtes sauvages, et mêmes les sirènes[31]…

Art du « nombre rendu audible » pour les pythagoriciens, fondement de l'éducation chez Platon (associée à la gymnastique), à la croisée des sept arts libéraux dans l'enseignement scholastique médiéval, la musique est certainement l'art qui tisse et entretient le mieux les liens du visible à l'invisible, du matériel au spirituel, de l'humain au divin[32].

« *L'harmonie (...) a été donnée par les Muses à l'homme (...) pour nous aider à régler et à mettre à l'unisson avec elle-même la révolution déréglée de l'âme en nous. Les mêmes déités nous ont donné aussi le rythme pour remédier au défaut de mesure et de grâce dans le caractère de la plupart des hommes.* »[33]

La musique est un art universel, qui puise aux sources de l'humanité et des sociétés. « *Loin d'un rapport direct au sonore, la musique est avant tout un art social*[34] ». Rythmicité du geste de travail, réconfort du timbre maternel, émulation – voire exaltation – produite par l'expression sonore collective, sont autant d'éléments que la musique a partagés avec l'être humain et avec les sociétés humaines, partout et de tout temps.

1. La musique se manifeste par un phénomène physique particulier : le son

« *Evénement produit par la mise en vibration d'un corps sonore animé d'un mouvement vibratoire, et transmis par des variations de pression d'un milieu élastique (air, eau, métal, etc.). Le son est une onde sonore, caractérisée par son amplitude (intensité), sa fréquence (hauteur), sa durée et son timbre.*[35] »

Le son implique trois systèmes dynamiques : **l'excitateur** (par exemple, pour le violon : l'archet sur la corde), **le vibrateur** (la corde vibrante, le chevalet, la table), et **le résonateur** (la caisse de résonance et l'espace dans lequel est produit le son).

---

[29] *Le Petit Robert*, op. cit.
[30] REBATET, Lucien : *Histoire de la Musique des origines à nos jours*, 1998, p.17
[31] SENEQUE : *Médée*, v. 335-360
[32] CULLIN, Olivier : *Brève histoire de la musique au Moyen Age*, 2002 ; SCHNEIDER, Corinne : *Du corps à l'esprit : la musique chez Saint Augustin*, 2011
[33] PLATON : *Timée*, 47
[34] FERTIER, André : *Le pouvoir des sons*, 1995, p. 59
[35] SIRON, Jacques : *Dictionnaire des mots de la musique*, 2002

La musique, expression sonore volontaire tendue vers un idéal esthétique, sous-entend un système communiquant : un émetteur (le compositeur, le musicien), un canal (direct : l'air, ou indirect : le haut parleur – voire la partition), et un récepteur (l'auditeur, et/ou le musicien lui-même, qui adapte son geste à ce qu'il entend – ou à ce qu'il lit)[36].

2. La musique est perçue par des capteurs sensoriels multiples et complexes

Ce que l'on nomme « bruit », « son », ou « musique » n'est tel que lorsqu'il est capté par un récepteur sensoriel. La vibration sonore, propagée par les variations de pression de l'air, entre par le pavillon de l'oreille, pénètre dans le conduit auditif, et vient mettre le tympan en vibration. Celui-ci la répercute sur la chaîne ossiculaire (le marteau, l'enclume et l'étrier), qui transmet l'information à l'oreille interne. La cochlée, tapissée de cellules cillées, va transformer l'onde sonore mécanique, en signal électrique que le cerveau va interpréter[37].

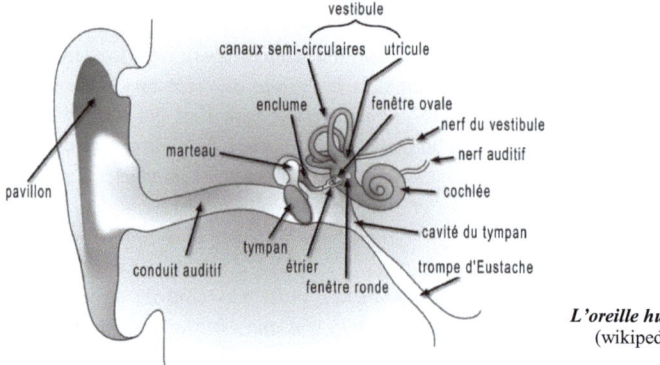

L'oreille humaine
(wikipedia.org)

Notons que l'oreille interne n'est pas seulement le siège du système auditif. En effet, le vestibule et les canaux semi-circulaires sont responsables de l'équilibre, et notamment de la perception de la position de la tête et de son mouvement.

Par ailleurs, le son n'est pas seulement capté par le système auditif, mais aussi par le système somesthésique*. Ce système est constitué de nombreuses terminaisons nerveuses présentes dans les différents tissus de l'organisme, telles que les corpuscules de Pacini, de Meissner ou disques de Merkel, mécanorécepteurs sensibles aux vibrations[38].

Enfin, la vibration sonore peut être ressentie, et transmise, au niveau osseux. Cette perception du son par les capteurs somesthésiques et par le squelette peut être dénommée « *perception sono-somesthésique*[39] ». Au sens propre au moins autant qu'au figuré, la musique nous « touche » et nous fait « vibrer ».

La sono-somesthésie et l'audition se sont mises en place primitivement dans l'évolution des espèces. Elles permettent d'anticiper le danger qu'on ne voit pas, mais dont on peut percevoir le son dans l'air ou dans la vibration du sol, de localiser les menaces ou les proies potentielles, de reconnaître un allié ou un ennemi.

---

[36] LEIPP, Emile : *Acoustique et musique*, 2010 (rééd.)
[37] TOMATIS, Alfred (Dr.) : *L'oreille et la voix*, 1987, pp. 128-146
[38] Cf : NETTER : *Atlas de neurosciences humaines*, 2006, p. 13
[39] FERTIER, André : op. cit., p. 194

3. La musique habite et habille l'espace et le temps

Parfois surnommée « art du temps », la musique est aussi un art de l'espace. Une mélodie est constituée d'intervalles de hauteur entre les sons qui la composent, et le rapport des sons entre eux peut être mesuré sur la longueur d'une corde ou d'un tube. L'harmonie, tout comme le timbre d'ailleurs, est une superposition de sons dont on peut abstraire la durée pour ne concevoir que les étagements et les hiérarchies, dans la verticalité d'un espace conceptuel où l'horizontalité du temps n'est plus qu'accessoire. Par ailleurs, le musicien s'exprime forcément dans une posture, dans un volume, et dans un espace acoustique donné. L'auditeur lui-même adopte une posture, à une distance de la source sonore et dans un espace donné.

Enfin, songeons aux sonneries des chasses à courre, qui permettent dans l'espace de la forêt de localiser et d'identifier le gibier chassé, et de marquer les différentes phases de la chasse, ou encore au langage tambouriné – notamment d'Afrique de l'ouest –, forme de communication à travers les espaces et à travers les temps (le tambour étant censé pouvoir parler aux ancêtres), par le biais d'un code sonore élaboré, qui n'a pas prioritairement de portée esthétique, mais dont les styles sont identifiés, d'un maître tambourinaire à l'autre[40].

En ce qui concerne son rapport au temps, la musique structure et habille le temps, en lui donnant une unité repère : la pulsation, animée par une vitesse : le *tempo* (quantifié en nombre de pulsations par minute), et intimement composée de variations plus ou moins complexes : les rythmes. Le tout est englobé dans une structure plus grande : la mesure, elle-même pouvant s'intégrer à des carrures, véritables ossatures des phrases musicales.

La musique marque le temps et l'espace, mais elle est aussi marquée par le temps, comme par l'espace ; elle en subit l'ordre et l'évolution[41]. Elle habite le temps et l'espace autant qu'ils l'habitent elle-même. Ainsi peut-on distinguer la polyphonie de Machaut des polyphonies pygmées de Centrafrique, un opéra de Mozart d'un opéra traditionnel chinois, un choral de Bach d'un rechant de Messiaen, etc.

4. La musique est ancrée dans la nature et dans le corps physique

Le rythme est universel, et inhérent à la vie. Pensons, dans la nature, aux rythmes cycliques des saisons, des marées, des jours et des nuits ; admirons, plus haut, la grande horlogerie des astres. Et plus profondément dans le monde vivant, la respiration, la photosynthèse, les rythmes biologiques, les pulsations cardiovasculaires, les rythmes de l'alimentation, du sommeil. La mastication, la marche, l'acte sexuel ; pas de rythme, pas de vie. Le rythme musical pourrait être considéré comme une extrapolation des rythmes naturels. Il naît du ressenti corporel, se nourrit des mouvements du corps, et se répercute en retour sur l'élan corporel et sur les fonctions physiques primaires (battements du cœur, respiration).

L'intonation*, quant à elle, est à la base de la communication animale et humaine. Du chant du merle au rugissement du lion, du radar acoustique de la chauve-souris à celui de la baleine, des pleurs du nouveau-né aux râles du mourant, la capacité à moduler une intonation et à interpréter en retour ces modulations permet de s'orienter, de comprendre et d'exprimer, de séduire ou d'intimider. L'intonation musicale, qui devient mélodie en s'associant au rythme, est impulsée par un mouvement volontaire, une coordination musculo-squelettique

---

[40] RYBAK, Boris : *Une Convergence remarquable entre langages tambourinés, codes nerveux et langages machine*, 1977, pp. 117-121 ; MELOCHE, Eric : *Le geste identitaire du maître tambourinaire*, 1993

[41] ACCAOUI, Christian : *L'art du temps*, in « *Musique et temps* », 2008

faisant appel à une certaine maîtrise technique. Prenons pour exemples le jeu de l'organiste, engagé de la tête aux pieds, ou la coordination pneumo-laryngo-articulatoire du chanteur[42].

L'intensité et le timbre, enfin, sont influencés par les espaces, les volumes entrant en résonance d'une part (la morphologie d'une personne, comme la facture d'un instrument, détermine son timbre), et la capacité d'adaptation de l'émetteur par rapport aux circonstances et au retour qu'il perçoit d'autre part. On ne s'adresse pas à un enfant qui s'endort comme à un amphithéâtre d'étudiants en liesse. On ne chante pas de la même façon dans sa salle de bain, à l'église ou dans les tribunes d'un stade, en dehors de toute considération esthétique.

Cette boucle audio-phonatoire, ou audio-socio-phonatoire[43] implique l'émission et la réception, l'échange et la régulation entre l'intérieur et l'extérieur. La capacité d'un musicien à ajuster son jeu à celui des autres est essentielle pour obtenir l'harmonie de l'orchestre ou du chœur. Le timbre, acoustiquement, peut d'ailleurs être considéré comme une forme première d'harmonie sonore (organisation de sons simultanés).

Nombre d'ouvrages ont tenté d'établir des liens systématiques entre la musique et le corps humain, associant parfois les notes aux organes ou aux « étages » du corps. La plupart se heurtent – souvent sans se l'avouer – au fait qu'aucune systématisation n'est vraiment possible, car la musique comme le corps humain sont constitués d'ensembles fonctionnels indissociables. D'autre part, la diversité morphologique des individus est telle qu'il serait étonnant qu'une fréquence donnée mette tous les corps en vibration d'une même façon.

Le tableau suivant n'a pas la prétention d'échapper à ces écueils, mais synthétise de manière schématique les correspondances envisagées dans l'exposé qui précède.

Systèmes acoustiques	Paramètres sonores	Paramètres musicaux	Systèmes corporels	Justification des correspondances
Excitateur	Durée	Rythme	Cardiovasculaire Respiratoire Digestif Génital	Pulsations cardiaques Rythme respiratoire Rythme alimentaire Cycles hormonaux
Vibrateur	Hauteur	Mélodie	Squelettique Musculaire Articulaire	Motricité fine de l'instrumentiste Coordination souffle-phonation-articulation du chanteur
Résonateur	Timbre Intensité	Harmonie	Tégumentaire* Sensoriel Nerveux	Adaptation intérieur/extérieur Boucle audio-socio-phonatoire Ajustement harmonique

Correspondances entre la musique et le corps humain – tableau synthétique

5. La musique et le langage partagent de nombreux points communs

La musique et le langage, bien qu'ils soient distincts au plan de la sémantique (l'un véhiculant des significations précises, des idées, des concepts, et l'autre n'étant pas « *rivée à des significations* », mais « *un langage qui se signifie lui-même* »[44]), sont pourtant tous deux portés par les mêmes vecteurs de communication, directe ou indirecte : le son et l'écriture.

La musique peut être considérée sous l'angle des sciences du langage, possédant sa prosodie (rythmes, phrasés, ponctuations), sa phonologie (timbres, articulations), sa grammaire (parcours harmonique, genres et formes), sa dialectique (rapports rythmiques et

[42] ORMEZZANO, Yves : *Le guide de la voix*, 2000, LE HUCHE, François, et ALLALI, André : *La Voix*, Elsevier Masson, 2010
[43] GILLIE, Claire : *La voix à fleur de mots*, 2008 ; TOMATIS, Alfred (Dr.), op. cit.
[44] BESSON, Mireille, in LECHEVALIER, *et al.* : *Le cerveau musicien*, 2010, p.245

mélodiques tels que le canon, la fugue), et sa rhétorique (figures de styles, citations, ornements). Et le langage peut être étudié avec des paramètres similaires à la musique : hauteur, intensité, durée, timbre, phrasé, accents, rythme, mélodie, silence, etc[45].

« D'une part, le langage n'est pas seulement verbal ; ce qui contribue, dans l'ombre, à lui conférer son authenticité, c'est sa complémentarité non verbale. D'autre part, la musique n'est pas seulement non verbale car elle ne pourrait exprimer toute sa profondeur sans sa complémentarité fonctionnelle temporo-séquentielle. (...) Il faut maintenant parler, de façon prépondérante, de la musique du langage et complémentairement parlant du langage de la musique. (...) Ainsi, la musique ne doit plus être considérée comme la sœur cadette du langage, mais comme sa sœur aînée, ou du moins sa sœur jumelle[46]. »

Comme deux extrémités qui se rejoignent et s'imbriquent, la poésie, « musicalité verbale » par excellence, et le chant, paradigme d'une « verbalité musicale », nourrissent depuis toujours des rapports gémellaires. A la croisée de leurs trajectoires, on pourrait rencontrer la déclamation théâtrale, le récitatif (à l'opéra ou chez Racine), le *sprechgesang* (parlé-chanté) du début du XXème siècle, le *rap* ou le *slam*.

6. La musique génère l'émotion et la mémoire, les façonne et s'y incruste

Saint Augustin, dans ses *Confessions*, évoque le pouvoir émotionnel que le chant apporte aux écritures et à la prière, à la fois dans sa méfiance d'être emporté par un plaisir trop vif qui détournerait les mots de leur visée, et dans la contemplation de l'effet de jubilation produit dans l'esprit par la musique :

« Suaves mélodies, n'est-ce pas justice qu'admises avec les saintes pensées qui sont leur âme, je leur fasse dans la mienne une place d'honneur ? (...) par cette harmonie, les paroles sacrées pénètrent mon esprit d'une plus vive flamme d'amour ; et je vois que les affections de l'âme et leurs nuances variées retrouvent chacune sa note dans les modulations de la voix, et je ne sais quelle secrète sympathie qui les réveille. »[47]

De la berceuse apaisante à la marche militaire, de la valse à la complainte, d'une comptine d'enfant à la chanson du crooner, toutes les formes de musique ont une empreinte bien particulière sur l'être humain[48]. L'émotion que la musique inscrit en nous, qu'elle soit intrinsèque (c'est-à-dire due à la musique elle-même, à son pouvoir émotionnel propre) ou extrinsèque (associée à un événement, une personne, un contexte)[49], façonne notre mémoire musicale, mémoire qui, à la moindre audition de ladite musique, laissera ressurgir les flammèches de l'émotion associée.

Considérons par ailleurs l'implication, en termes d'association émotionnelle, de la Musique dans le « 7ème Art ». Quelles seraient les émotions ressenties dans *Le Grand Bleu*, dans *Psychose*, ou dans *Le bon, la brute et le truand*, si l'on supprimait leurs bandes originales ? Et si on les intervertissait ?! Pourquoi suffit-il de quelques mesures de ces musiques pour nous replacer dans les émotions de ces films ?

---

[45] TERREAU, Raphaël : *Langage musical et musique de la langue*, 2001
[46] DESPINS, Jean-Paul : *La dichotomie rousseauiste langue et musique, revue par la biomusicologie et la neuromusicologie*, 2004, p.145
[47] Saint AUGUSTIN : *Confessions*, livre X, chap. 33, trad. M. Moreau, p. 108
[48] *Musique et émotion* (Collectif), septembre 2001
[49] BENCIVELLI, Silvia : *Pourquoi aime-t-on la musique ?*, 2009

Au-delà, dans le collectif des sociétés humaines, la musique inscrit des repères et des codes qui constituent d'importants éléments de la culture : la *Marche nuptiale* de Wagner, la *Marche funèbre* de Chopin, le *Te Deum* de Charpentier, l'ouverture de la *5ème symphonie* de Beethoven, ou le final de la *9ème* sont quelques exemples d'œuvres ancrées profondément dans l'émotion, la mémoire, et la culture européenne.

7. La musique mobilise différentes zones du cerveau

L'essor des neurosciences, et notamment les progrès de l'imagerie à rayonnement magnétique fonctionnelle (IRMf) permettent d'étudier les effets de la musique sur le cerveau ; le schéma suivant, retranscrit d'après les travaux du neurologue Daniel Levitin[50], synthétise la variété des aires cérébrales que la musique mobilise :

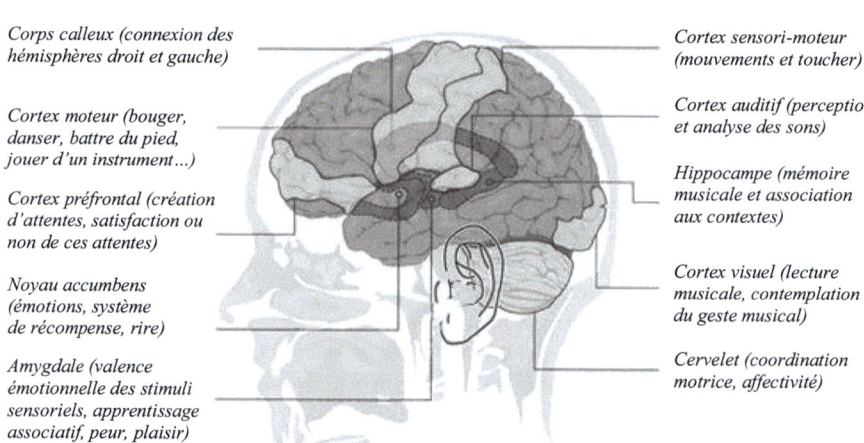

Corps calleux (connexion des hémisphères droit et gauche)

Cortex moteur (bouger, danser, battre du pied, jouer d'un instrument...)

Cortex préfrontal (création d'attentes, satisfaction ou non de ces attentes)

Noyau accumbens (émotions, système de récompense, rire)

Amygdale (valence émotionnelle des stimuli sensoriels, apprentissage associatif, peur, plaisir)

Cortex sensori-moteur (mouvements et toucher)

Cortex auditif (perception et analyse des sons)

Hippocampe (mémoire musicale et association aux contextes)

Cortex visuel (lecture musicale, contemplation du geste musical)

Cervelet (coordination motrice, affectivité)

---

[50] LEVITIN, Daniel : *This Is Your Brain on Music : The Science of a Human Obsession*, 2006

C. L'art-thérapie est une discipline paramédicale

Des relations immémoriales entre l'Art et le Soin, formant une triade avec la Divination dans le chamanisme primitif[51], sont établies par les ethnologues et les historiens de l'Art ou de la Médecine, aux sources de l'Humanité et dans la plupart des aires culturelles. L'art-thérapie, « *discipline d'avant-garde aux antécédents millénaires* »[52], trouve donc ses fondements bien au-delà des recherches menées en Europe au XXème siècle[53].

1. L'art-thérapie est animée par différents courants

L'expression d'« art-thérapie » englobe trois courants principaux qui, s'ils ne s'excluent pas radicalement, ont leur tempérament spécifique, leur mode de fonctionnement.

a) Les mouvances de l'Art Brut (concept inventé en 1945 par le peintre Jean Dubuffet) et de l'Art Cru (inventé en 1983 par le psychanalyste Guy Lafargue) se fondent sur le pouvoir thérapeutique de l'Art en lui-même. Elles peuvent rappeler les totems, masques, mandalas et tarentelles de nos ancêtres et voisins[54], et rejoignent la *catharsis** d'Aristote[55].

b) En 1959, Robert Volmat et Jean Delay, psychiatres attachés à l'Hôpital Sainte Anne (Paris), fondent la *Société Internationale de Psychopathologie de l'Expression* (plus tard : *et d'Art-Thérapie*)[56]. L'art-thérapie s'inscrit ici dans le champ de la psychiatrie et des psychothérapies. Elle est définie comme « *psychothérapie à support artistique*[57] », fondée sur la « médiation artistique », et enseignée en Facultés de Psychologie ou instituts privés.

c) En 1976, sous l'impulsion d'artistes et de médecins, dont le Pr. Jean-Pierre Chevrollier et le musicien Richard Forestier, est fondée l'*Association Française de Recherche et Applications des Techniques Artistiques en Pédagogie et Médecine*. A l'origine du premier D.U. d'Art-thérapie, délivré par des Facultés de Médecine, elle définit l'art-thérapie comme « *l'exploitation du potentiel artistique dans une visée humanitaire et thérapeutique*[58] ».

Cette troisième approche, fondée sur la théorie de l'Art opératoire[59], considère l'Art comme processeur de la thérapie, et non simplement comme médiateur. « *Voie thérapeutique originale qui échappe aux psychologues (même si l'esprit est concerné) et concerne le soin et la rééducation en général (et non exclusivement dans le domaine de la psychiatrie)*[60] », elle peut être qualifiée d'art-thérapie d'orientation « phénoménologique », c'est-à-dire considérant primordialement le phénomène artistique, et non l'interprétation des productions[61].

---

[51] Dans le sens de « premier », « primordial », non péjoratif.
[52] Pr. ARON, Emile, préface de FORESTIER, Richard : *L'art-thérapie*, 2007
[53] AMEISEN, Jean-Claude *et al.* : *Une histoire de la médecine ou le souffle d'Hippocrate*, 2011 ; CLOTTES, Jean, et LEWIS-WILLIAMS, David : *Les chamanes de la Préhistoire*, 2007 ; GIRAUD, Jean-Jacques : *Relation entre l'art et la médecine*, in *L'évaluation en art-thérapie – pratiques internationales*, 2007, pp. 23-30 ; LORBLANCHET, Michel : *Les origines de l'art*, 2006 ; ROUGET, Gilbert : *La musique et la transe*, 1990 ; SICARD, Didier ; et VIGARELLO, Georges (sous la direction de) : *Aux origines de la médecine*, Fayard, 2011
[54] FRECHURET, Maurice, et DAVILA, Thierry : *L'art médecine*, 1999.
[55] ARISTOTE : *Politique*, VIII, 7
[56] http://www.sipe-art-therapy.com
[57] KLEIN, Jean-Pierre : *L'art-thérapie*, 2008, p. 3
[58] AFRATAPEM : *Art-thérapie exercée avec toute forme d'art – Repère métier*, publication Afratapem, 2011
[59] FORESTIER, Richard : *L'art-thérapie*, 2007, pp. 47-53
[60] *ibid.*, p. 19
[61] PLAISANT, Claire, in HAMEL, Johanne : *Découvrir l'art-thérapie*, 2010, pp. 109-115

2. La musicothérapie a suivi un parcours similaire

Les pouvoirs (ré-)éducatifs et thérapeutiques de la musique semblent universellement admis. Ils sont évoqués dès l'Antiquité Grecque et dans l'Ancien Testament[62], et sont de nos jours un des objets d'étude privilégiés des chercheurs[63] en neuromusicologie[64].

La musicothérapie, dont le nom apparaît dès 1907 dans le « *Petit Larousse*[65] », a elle aussi des origines primitives et des associations au divin, puis a trouvé des applications en psychiatrie, psychanalyse et psychothérapie, et vu se distinguer plusieurs courants majeurs, parfois dans une floraison de syncrétismes culturels plus ou moins scientifiques[66].

La musicothérapie occidentale européenne a été particulièrement influencée par la psychologie, la pédagogie et la sociologie[67]. Elle propose communément deux dynamiques principales : la musicothérapie dite « réceptive » et la musicothérapie dite « active »[68].

Pour éviter toute confusion avec la musicothérapie à consonance psychologique ou psychanalytique, et considérant la polyvalence de l'artiste thérapeute comme une richesse, nous retiendrons pour la présente étude l'expression d'«**art-thérapie à dominante musicale**», le principe à dominante permettant d'envisager des phénomènes associés à la musique mais relevant par exemple de la poésie, de la danse ou du théâtre.

3. La compréhension de l'opération artistique est un outil de l'art-thérapeute

L'art-thérapeute est un artiste spécifiquement formé pour mettre ses connaissances et compétences au service d'une stratégie thérapeutique. Il s'inscrit dans l'éventail des professions paramédicales et a vocation à œuvrer dans l'inter- et la transdisciplinarité.

Parmi les outils spécifiques de l'art-thérapeute, la modélisation de l'opération artistique (organisation de l'ensemble des mécanismes impliqués dans l'activité artistique) occupe une place centrale. Permettant une observation et une compréhension fines du phénomène artistique, en décomposant chaque strate et en mettant en relation les mécanismes entre eux, cette modélisation constitue « *l'ossature de l'action en art-thérapie*[69] ».

Présentée dans sa globalité en page suivante, elle sera utilisée ensuite, dans notre deuxième partie, pour schématiser les principes des stratégies thérapeutiques qui seront mises en place pour les personnes prises en soin.

---

[62] MOUTSOPOULOS, Evanghélos : *La Musique dans l'œuvre de Platon*, 1959 ; ARISTOTE : *Politique*, VIII, 5 et 7 ; LA BIBLE : *Samuel*, I, 16
[63] Par exemple : LEMARQUIS ou PLATEL en France, SACKS aux Etats Unis, LEVITIN au Canada…
[64] « *La neuromusicologie s'intéresse à la nature et à l'évolution des mécanismes cognitifs et neuronaux impliqués dans la production et la perception musicale et au développement ontogénique de la capacité musicale et du comportement qui exprime cette capacité* » (LEROY, Jean-Luc et al. : *Perspectives actuelles de la recherche en éducation musicale*, 2011, p. 21)
[65] DUBOIS, Jean, MITTERAND, Henri, et DAUZAT, Albert : *Dictionnaire étymologique*, Larousse, 2001
[66] HAUGMARD, Isabelle : *ABC de la thérapie par les sons*, 2010
[67] FORESTIER, Richard : *La musicothérapie*, 2011
[68] LECOURT, Edith : *La musicothérapie*, 2010
[69] FORESTIER, Richard : *L'art-thérapie*, (op. cit.), p.172-191

20

L'opération artistique

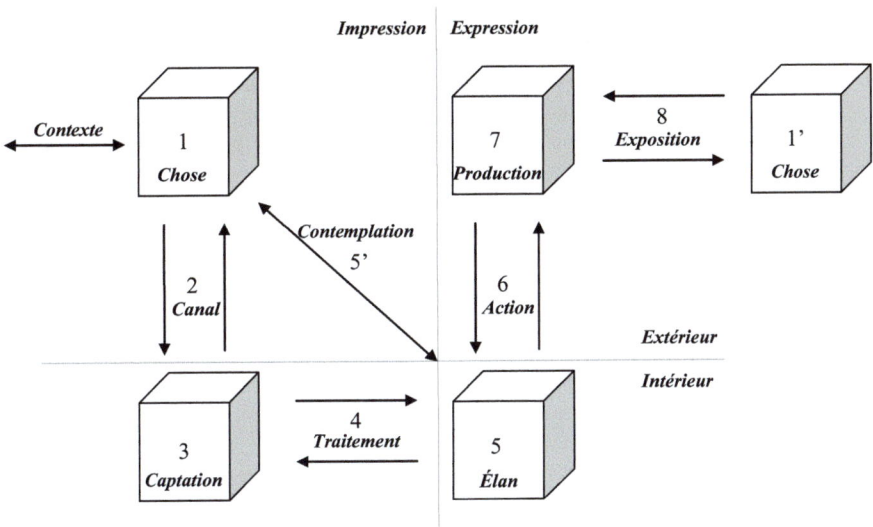

Toute chose n'est pas de l'Art, et la chose d'Art ne s'impose comme telle que parce qu'on la reconnaît, au plan culturel, social, et patrimonial, ce qui implique un *contexte* qui la précède et peut la déterminer, un « avant » auquel l'œuvre renvoie également.

1 : « Chose » d'Art : rapport d'un fond et d'une forme, tension vers un idéal esthétique

2 : Canal de rayonnement, contexte par lequel la « chose » et la personne sont en relation

3 : Captation par les récepteurs sensoriels et traitement primaire, archaïque, des stimuli

4 : Traitement sophistiqué activant émotion, mémoire, intelligence, personnalité, intention

5 : Élan, poussée, en rapport à l'intention, allant vers l'action et/ou la contemplation (5')

6 : Action volontaire utilisant une technique et pouvant être tendue vers un idéal esthétique

7 : Production résultant de cette action volontaire, ou lui étant simultanée (arts scéniques)

8 : Exposition, traitement « mondain » validant la production comme « chose » d'art (1')

D. L'art-thérapie à dominante musicale peut agir de différentes manières et à différents niveaux sur l'Être Humain

Il s'agit, dans ce chapitre, de brosser brièvement les effets thérapeutiques envisageables selon les différentes natures de l'activité musicale, effets prenant source dans le pouvoir d'entraînement par *sympathie* de l'Art en général, et de la musique en particulier.

1. L'écoute *contemplative* peut générer des états psycho-émotionnels

Lorsque la musique est diffusée sans que ce soit à notre initiative, en fond sonore dans les supermarchés, les ascenseurs, ou comme musique d'attente, elle produit déjà des effets[70]. Il s'agit alors d'une écoute passive, qui n'implique pas primordialement un « geste d'écoute ». L'écoute contemplative, quant à elle, est volontaire, mais placée dans un élan corporel « impressif », dirigé vers la sensorialité et la sensibilité.

Des modes musicaux* de la Grèce Antique[71] aux *maqam* ou *râga* des traditions arabes ou indiennes[72], les rapports qu'entretiennent les sons entre eux sont teintés de tensions et de repos, d'un pouvoir émotionnel intrinsèque[73]. Dans la musique tonale, les parcours harmoniques et les indications d'interprétation colorent les œuvres de manière analogue.

La richesse des possibilités musicales, quels que soient les cultures, les codes et les systèmes, s'apparente à la richesse des émotions humaines, et de la plus désagréable à la plus gratifiante d'ailleurs.

2. L'écoute *réactionnelle* peut générer des élans psychomoteurs

Les liens entre écoute contemplative et écoute réactionnelle sont nombreux, et les frontières, s'il en est, tout à fait ténues et perméables. La différence fondamentale réside dans la qualité de l'élan corporel engendré par l'écoute.

Dès lors que le corps se met en mouvement (battre du pied, du bout des doigts, osciller de la tête, se balancer, danser), dès lors qu'il en résulte un élan corporel « expressif » observable, l'écoute peut être qualifiée de « réactionnelle ». Les marches et les valses, par exemple, sont très efficientes pour stimuler ce type d'écoute chez les personnes âgées.

Dans d'autres contextes, la musique électronique de type « techno », ou certaines musiques servant de support à la transe[74], produisent des réactions psychomotrices qui ne relèvent pas toujours de la danse[75] et sont observables parfois jusqu'aux niveaux cardiaque, respiratoire et sensorimoteur.

Bien que la question de la volonté du geste d'écoute puisse être posée, la réactivité notamment cardiaque et respiratoire des nouveau-nés aux stimuli musicaux, observable en néonatologie sur les écrans de contrôle, pourrait également procéder de ce type d'écoute.

---

[70] *Musique et émotion*, op.cit.
[71] PLATON, *République*, III, 398-399 ; ARISTOTE : *Politique*, VIII, 5
[72] DANIELOU, Alain : *Origines et Pouvoirs de la musique*, 2003
[73] BENCIVELLI, Silvia, op. cit.
[74] MABILLON-BONFILS, Béatrice, et POUILLY, Anthony : *La musique techno, art du vide ou socialité alternative ?*, 2002 ; ROUGET, Gilbert, op. cit.
[75] Mouvement volontaire orienté vers un idéal esthétique

3. L'écoute *directionnelle* stimule les capacités critiques et l'affirmation de soi

L'écoute directionnelle est opérante lorsque l'écoute globale s'affine, et peut se diriger vers des éléments particuliers, comme les paroles s'il s'agit d'une chanson, la reconnaissance d'un rythme, d'une mélodie ou d'un timbre instrumental, la qualité d'une interprétation.

Ce geste d'écoute implique un traitement sophistiqué de l'information sonore qui stimule et relie les émotions, la mémoire, le langage, la culture, l'intelligence et l'intention. L'élan corporel qui en résulte est impulsé par les capacités d'analyse et de choix de la personne.

L'écoute directionnelle fixe des repères dans le temps et dans l'espace. Qu'il s'agisse de musique ou d'une globalité sonore dans laquelle se distinguent des éléments-clés, la vitalité de cette écoute joue un grand rôle dans l'orientation. *« Une musique convenablement sélectionnée est capable d'apporter beaucoup plus aux patients, en termes d'orientation et d'ancrage, que la plupart des autres thérapies*[76] *»*

4. La pratique vocale peut revitaliser et dynamiser les capacités mnésiques

La voix, au plan physique, est la manifestation sonore d'une mécanique impliquant le souffle (excitateur), le larynx (vibrateur), le pharynx (résonateur), et la bouche (articulateur)[77]. Elle est aussi un moyen d'expression, de communication et de relation privilégié ; elle est également le reflet de notre personnalité, de notre vécu, de nos émotions.

Le chant et le langage mobilisent tous deux les capacités mnésiques, aux niveaux épisodique, sémantique, et procédural. La pratique du chant, du théâtre ou de la récitation poétique, en partie grâce à l'élan corporel et à l'affirmation de soi mobilisés, dynamise les rouages de la mémoire, et contribue à leur vitalité.

5. La pratique instrumentale peut revitaliser et dynamiser les capacités motrices

L'acquisition ou l'adaptation d'une technique instrumentale permet le développement de nouvelles compétences et connaissances, revalorisant l'estime, et de nouvelles sensations, qui stimulent le ressenti corporel. Qui désire jouer d'un instrument doit se positionner physiquement par rapport à l'objet lui-même, et l'intégrer d'une certaine façon dans son schéma corporel pour réaliser un geste approprié. La pratique instrumentale, et notamment rythmique, intervient à la fois sur la praxie et sur l'orientation, conscience du corps dans l'espace et dans son rapport à l'objet, appropriation corporelle et kinesthésique d'une structuration sonore du temps.

6. L'invention peut revitaliser et dynamiser les capacités d'expression

L'ouverture d'un espace de jeu et d'expression libre, à tout âge[78], permet de révéler, d'exploiter, de revitaliser et de dynamiser les capacités créatives et expressives de la personne. L'inventivité musicale, qu'elle soit spontanée (improvisation), interprétative (appropriation d'éléments ou de morceaux préexistants), ou élaborée (composition, amélioration par la répétition orale, développement d'un style), puise au fond de la personne et en dévoile une part intime au monde extérieur grâce à un code à la fois sonore et sémantique, qui inscrit la sensibilité personnelle dans un élan communicatif et relationnel.

---

[76] SACKS, Oliver : *Musicophilia – la musique, le cerveau et nous*, 2009, p. 413
[77] ORMEZZANO, Yves : *op. cit.*, LE HUCHE, François, et ALLALI, André : *op.cit.*
[78] DELALANDE, François : *La musique est un jeu d'enfant*, 1984.

7. L'enregistrement constitue une trace et un lien

Longtemps soumise au temps de la production sonore *in vivo* (sauf peut-être pour les « auditeurs experts[79] », capables d'entendre intérieurement une œuvre musicale), la musique peut aujourd'hui être enregistrée, rediffusée, « montée », « mixée », « masteurisée ». La musique, liée à l'instant même dans la diffusion d'un enregistrement, peut toutefois désormais trouver une forme de permanence analogue à celle des arts plastiques.

Dans un cadre art-thérapeutique, la *trace sonore* ainsi constituée offre la possibilité d'un recul nécessaire à l'élaboration, à l'autoévaluation, et à la progression. La diffusion d'un enregistrement peut également être un repère structurant et rassurant, propice à pallier les désorientations temporo-spatiales. Enfin, pour toutes les personnes dont l'espérance de vie en bonne santé est réduite, et notamment pour les personnes atteintes de démence, cette trace sonore est un véritable lien temporel et relationnel entre le passé et le futur, non seulement pour elles-mêmes, mais aussi pour leur entourage.

Conclusion de la première partie
L'art-thérapie à dominante musicale est indiquée pour prendre en soin les personnes atteintes de D.T.A.

Le tableau de synthèse qui suit permet de mettre en lien les pénalités subies par les personnes atteintes de D.T.A. avec les possibilités, en termes d'objectifs, de stratégies et de moyens, de l'art-thérapie à dominante musicale. Bien évidemment, ce tableau n'a qu'une valeur indicative, et dans le rapport humain se déclineront une infinité d'autres possibilités.

Chaque prise en soin s'appuiera sur une observation affinée et une solide connaissance de la personne, qui étaieront la compréhension des phénomènes se produisant en séance, et permettront l'adaptation constante des moyens mis en œuvre dans la stratégie thérapeutique.

Avant tout, il s'agira de respecter, de préserver, de valoriser et d'exploiter les capacités résiduelles des patients, comme autant de leviers potentiels pour agir sur les différents « sites d'action », mécanismes fragilisés ou défaillants.

Troubles	Objectifs → Stratégies possibles	Moyens
Troubles mnésiques	Revitaliser et dynamiser les mécanismes mnésiques → Vivifier les émotions et l'élan corporel	- tous types d'écoute - tous types de pratique - enregistrement - invention musicale
Troubles de l'orientation	(Re)donner des repères dans l'espace et le temps → Stimuler le sens critique et la confiance en soi	- écoute directionnelle - pratique vocale - pratique instrumentale - enregistrement
Troubles cognitifs (aphasie, apraxie, agnosie…)	Maintenir et vivifier les capacités de la personne → Stimuler le langage, le geste et la mémoire	- tous types d'écoute - pratique instrumentale - pratique vocale - enregistrement
Altération de l'estime de soi	Revitaliser la confiance et l'affirmation de soi → Tonifier l'élan corporel et l'ouverture au monde	- pratique instrumentale - pratique vocale - invention musicale - enregistrement

---

[79] FOISY, Suzanne : *L'expérience esthétique en question : enjeux philosophiques et artistique*, 2009, pp. 43-46

Troubles de l'humeur	Stabiliser, voire améliorer, la thymie* → Tonifier l'élan corporel et l'estime de soi	- tous types d'écoute - pratique instrumentale - pratique vocale - invention musicale
Troubles du comportement	Stabiliser, voire améliorer, le comportement → Canaliser l'élan corporel et l'expression	- écoute réactive - pratique instrumentale - pratique vocale - invention musicale
Troubles de la personnalité	Rompre, voire inverser, les boucles d'inhibition →Stimuler les émotions et le ressenti corporel	- écoute réactionnelle - pratique instrumentale - pratique vocale - invention musicale
Troubles physiques	Améliorer les capacités physiques de la personne → Adapter les techniques et stimuler l'élan	- écoute réactionnelle - pratique instrumentale - pratique vocale - invention musicale

La dégénérescence neurologique que subissent les personnes atteintes de D.T.A. évolue selon un cheminement propre à chacune, affectant la mémoire, l'orientation, la cognition, et générant ou catalysant les troubles physiques, psychiques, et sociaux du vieillissement.

La musique, quant à elle, possède des vertus thérapeutiques qui sont attestées universellement. Elle « *adoucit les mœurs* », comme le suggère l'expression, s'inscrivant en profondeur dans notre culture et dans notre relation au monde, mais elle s'adresse aussi au corps, à l'esprit (en tant qu'intellect), et à l'âme (en tant que « souffle de vie »).

L'art-thérapie à dominante musicale exploite les potentiels de la Musique d'une part et les capacités préservées de la Personne d'autre part, dans une visée thérapeutique et humanitaire, c'est-à-dire en visant le bien-être physique, psychique et social. Elle répond en cela de manière adaptée aux problématiques du *prendre soin* des personnes atteintes de D.T.A.

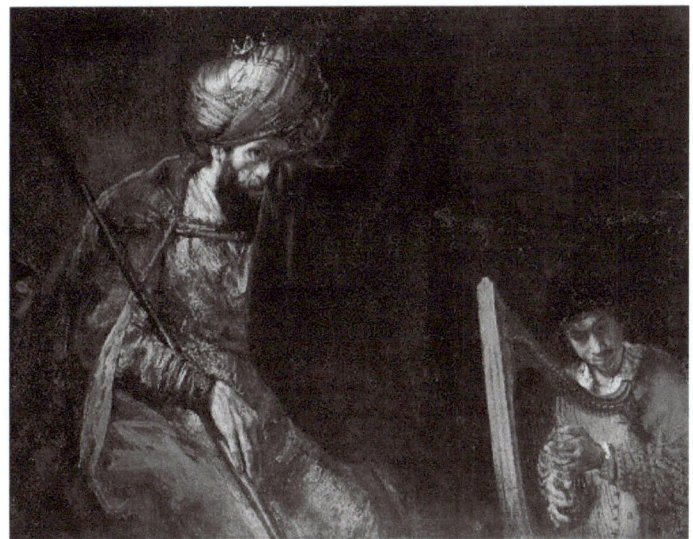

Rembrandt : *Saül et David* huile sur toile (500 x 383), vers 1660, Musée Maurithuis, La Haye

II. Une prise en soin en art-thérapie à dominante musicale a été proposée à plusieurs patients de l'« Île des 4 Saisons »

Introduction à la deuxième partie

L' « Île des 4 saisons » est une Unité pour Personnes Âgées Désorientées

Implanté sur le coteau qui surplombe la cité médiévale et la vallée du Cher, l'Hôpital Local de Montrichard est une structure quasiment neuve, inaugurée en 2006. L'Île des 4 saisons est une unité spécialement conçue pour accueillir les personnes âgées désorientées. Une équipe constituée d'aides-soignantes et d'aides médico-psychologiques se relaie nuit et jour pour assurer la sécurité et la prise en charge des patients au quotidien. Infirmières et médecins viennent compléter cette équipe en cas de besoin.

Sept patients ont été pris en soin en art-thérapie entre janvier et juin 2011

Durant mon stage dans cette unité, sept personnes m'ont été confiées par le médecin coordonnateur de l'hôpital pour une prise en soin en art-thérapie : deux hommes et cinq femmes, entre 75 et 85 ans. Parmi elles, deux personnes étaient au stade sévère de la démence de type Alzheimer (syndrome de glissement, hallucinations, sanglots incessants, perte totale du langage, dépendance motrice et alimentaire), deux autres au stade avancé (aphasie, troubles du comportement, forte anxiété), et les trois dernières, qui seront présentées ci-après, dans ce que l'on appelle le stade « modéré » de la maladie (désorientation temporelle et spatiale, affections de la mémoire, du langage, des émotions, de la thymie*, conscience totale ou partielle de ces troubles, générant anxiété et altération de l'estime de soi).

Trois personnes seront présentées dans ce mémoire : Aédé, Mélété et Mnémé

Pour cette deuxième partie, j'ai choisi d'exposer trois études de cas relevant d'un stade analogue de la maladie, afin – paradoxalement – de souligner la différence des prises en soin selon l'histoire et le tempérament de chaque personne. Pour préserver leur anonymat et les relier symboliquement à la Musique, ces trois personnes seront rebaptisées du nom des trois Muses originelles (selon Pausanias[80]) : **Aédé** (le chant, la voix), **Mélété** (l'exercice, la méditation), et **Mnémé** (la mémoire). Comme on pourra le constater dans les pages qui suivent, ces pseudonymes entreront parfois en résonance avec leurs trois personnalités.

A. Aédé a bénéficié de 11 séances d'art-thérapie

1. La rencontre avec Aédé a permis d'établir un état de base

Aédé vit dans la maison de ses défunts parents, à Saint Georges sur Cher. Il participe aux activités proposées par l'association *Alzheimer 41*, et vient à l'unité tous les mardis après-midi. Il m'est présenté à cette occasion par le médecin coordonnateur de l'hôpital comme un patient risquant de « sombrer » s'il n'est pas pris en charge individuellement.

---

[80] PAUSANIAS : *Description de la Grèce*, livre IX, chap. 29

Lorsque je le rencontre, il est en effet prostré dans un fauteuil et ne manifeste aucune attention à ce qui se passe autour de lui. Pourtant, derrière sa haute stature (1m86) courbée par la vieillesse, se cache un caractère plutôt joyeux, et une finesse d'esprit bien vivace.

Au plan physique et sensoriel, il présente une légère presbyacousie* (appareillée), et une hémianopsie* latérale de l'œil droit, conséquence d'un angiome touchant le nerf optique, traité il y a 25 ans. Il est atteint par ailleurs d'hyper-tension artérielle et d'une dyspnée*, séquelle du bacille de Koch (tuberculose). Ses déplacements sont lents mais plutôt assurés.

Le diagnostic de la maladie d'Alzheimer a été posé il y a environ 3 ans par le neurologue qui le suit et a prescrit du donépézil (Aricept®).

a) Aédé a 84 ans ; il a été scout, et tourneur-fraiseur en usine

Aédé se souvient parfaitement de sa date de naissance, en décembre 1926. Loquace sur sa biographie, il aime raconter son parcours chez les scouts, son travail à l'usine Citroën, à Paris, son passage au sanatorium, et les voyages qu'il a effectués avec sa femme, une hôtesse de l'air britannique. Avec elle, il aura un fils, qui habite à Tours et semble être la seule famille avec qui il ait encore des liens. Le couple est séparé depuis très longtemps, et Aédé envisage de quitter prochainement son domicile pour entrer en maison de retraite.

b) Aédé souffre de troubles mnésiques et de désorientation

En apparence, et dans sa facilité à communiquer lorsqu'on le sollicite, Aédé semble être un « jeune homme » de 84 ans tout à fait alerte, et loin de toute forme de démence. Pourtant, il est de moins en moins autonome et perd petit à petit les repères dans l'espace et dans le temps qui lui permettraient de vivre chez lui au quotidien en toute sécurité.

Si sa culture générale, son langage, et sa mémoire des faits anciens sont remarquablement préservés, certains événements (sa séparation par exemple) semblent avoir été occultés ; les éléments plus récents ne paraissent pas solidement engrammés* dans sa mémoire, mais il reconnaît mon visage tout au long de la prise en soin.

Sa plainte mnésique et temporo-spatiale est manifeste. Aédé se sent diminuer, et est conscient de ses difficultés ; par ailleurs, de légers troubles de la praxie altèrent sa motricité fine, ce qui affecte beaucoup son estime de lui-même et sa confiance en lui. A plusieurs reprises il m'a confié : « Qu'est-ce que j'suis moche ! », « qu'est-ce que j'suis vieux ! » ou « t'as vu la gueule que j'ai ?! »…

c) Aédé, en collectivité, a tendance à se replier sur lui-même

En collectivité, c'est-à-dire en présence des autres patients de l'unité, et lorsque personne ne le sollicite directement, Aédé s'efface et se replie sur lui-même. Il ne veut déranger personne, ni en chantant, ni en parlant, craint de « leur casser les oreilles » ou « les pieds ».

Il entre ainsi dans une forme de boucle d'inhibition, qui ne se brise que lorsqu'il est invité à dialoguer ou à participer à une activité. Parfois, cependant, c'est la colère contre le comportement d'une autre personne qui le fait littéralement sortir de ses gonds. Il semble éprouver un certain mépris à l'égard des personnes démentes, et accepte très difficilement les comportements irrationnels.

27

d) Aédé prend plaisir à jouer de l'harmonica et à chanter

Le répertoire d'Aédé est spectaculairement étendu, y compris en anglais ou en argot. Enfant de chœur, louveteau puis éclaireur chez les scouts, et choriste amateur jusqu'à il y a peu, il a chanté tout au long de sa vie, et se souvient de manière étonnante d'un grand nombre de chansons populaires. A plusieurs reprises, et souvent à son initiative, nous avons pu chanter en canon ou à deux voix avec facilité.

Ses intonations sont relativement justes, sa voix sonore et timbrée, bien « placée », même si la dyspnée écourte parfois la longueur de son souffle. Son oreille musicale est tout à fait opérationnelle, malgré sa presbyacousie. Quand l'harmonie n'est pas la bonne, il le perçoit rapidement et me demande : « T'es dans le bon ton, là ? ».

Lors de la séance d'ouverture, il me confie qu'il a joué de l'harmonica étant plus jeune, et qu'il en avait un. Par chance, j'en ai apporté un ce jour-là, que je m'empresse de lui prêter. Il est d'abord troublé par le bouton chromatique de mon harmonica, le sien étant diatonique, et semble focalisé tout au long de la séance sur la question « c'est un diatonique ou un chromatique ? » ; cependant, il retrouve assez vite ses marques, et égrène quelques mélodies.

Son fils, au téléphone, confirme lui avoir offert un petit harmonica il y a quelque temps, et promet de le lui retrouver, pour qu'il puisse l'apporter en séance. Dès lors, Aédé aura son instrument avec lui chaque mardi.

e) Aédé fait preuve de créativité et d'un grand sens de l'humour

Les phases d'improvisation à l'harmonica débouchent bien souvent sur des chansons, dont il réinterprète spontanément le texte quand sa mémoire est imprécise, ou quand les paroles initiales peuvent être détournées. Son humour est vif, un brin pince sans rire, et souvent teinté de références culturelles très variées.

Verbalement, il apprécie beaucoup les jeux de mots, et son répertoire poétique et dramatique semble presque aussi fourni que son répertoire chanté. Il récite avec émotion, lors de la troisième séance, un poème de Victor Hugo : *Après la Bataille*, que nous mettrons ensemble en musique.

2. Cet état de base a permis d'échafauder une stratégie thérapeutique

a) L'indication et le cadre thérapeutiques sont posés

Après concertation, le médecin coordonnateur me propose de prendre Aédé en soin lorsqu'il vient à l'hôpital, le mardi après-midi. La séance d'ouverture a lieu le 1er février. Les séances suivantes dureront entre 40 minutes et 2h, et s'étaleront de février à juin 2011.

L'histogramme suivant mentionne l'ensemble des mardis de février à juin (les mois sont indiqués en chiffres romains) – y compris ceux où, pour quelque raison que ce soit, il n'y a pas eu d'atelier – afin de mieux cerner la fréquence et la répartition des séances. La durée des séances d'ouverture et de clôture n'a pas été prise en compte. Par ailleurs, il faut signaler qu'une représentation musicale organisée pour Aédé dans le cadre de sa prise en soin en art-thérapie a eu lieu le mardi 12 avril, à la suite d'une séance d'environ 90 minutes.

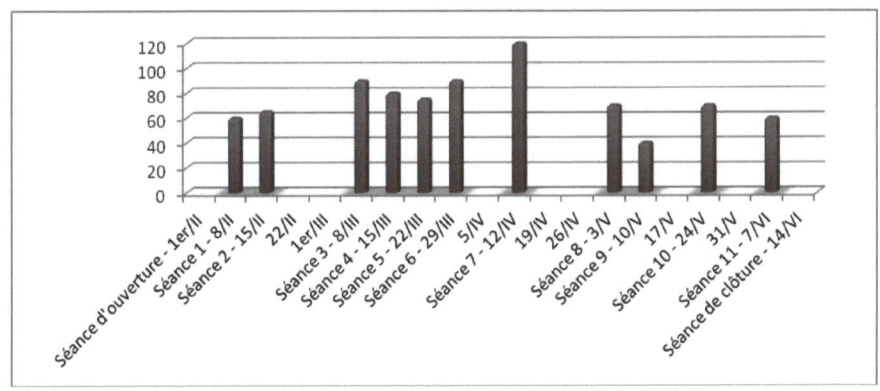

Organisation et durée (en minutes) des séances dans la prise en soin d'Aédé

b) L'objectif thérapeutique principal est la dynamisation de la sociabilité d'Aédé

L'attitude d'Aédé en collectivité et sa propension au repli sur soi laissent craindre un déclin de ses capacités relationnelles, une altération de sa « santé sociale ». L'altération de son estime, de sa confiance et de son affirmation de lui-même peut en être à la fois cause et conséquence. Il semble d'autant plus important alors de dynamiser la sociabilité d'Aédé.

c) Un objectif intermédiaire est la valorisation des capacités d'Aédé

L'affaiblissement de son estime de lui et de sa confiance en lui impacte sa capacité à s'affirmer, et à terme sa sociabilité. Or, Aédé présente des capacités mnésiques, expressives et techniques bien préservées. Il s'agit alors d'utiliser cette « partie saine » pour revaloriser son estime de lui-même et dynamiser à terme ses capacités de communication et de relation.

d) La stratégie mise en place utilise la mémoire, la culture, l'intelligence et l'humour d'Aédé d'une part, et ses capacités artistiques d'autre part.

En utilisant et en dynamisant l'inventivité d'Aédé : ses capacités artistiques (expressives et techniques) et la vitalité de sa mémoire (sémantique et procédurale), de sa culture (musicale et générale), de sa *présence* d'esprit (humour et intelligence), la stratégie thérapeutique vise à restaurer et consolider ses facultés d'expression, de communication et de relation, et à rééduquer la représentation qu'il a de lui-même (estime, confiance, affirmation).

La figure suivante synthétise cette stratégie en la mettant en rapport avec le schéma de l'opération artistique.

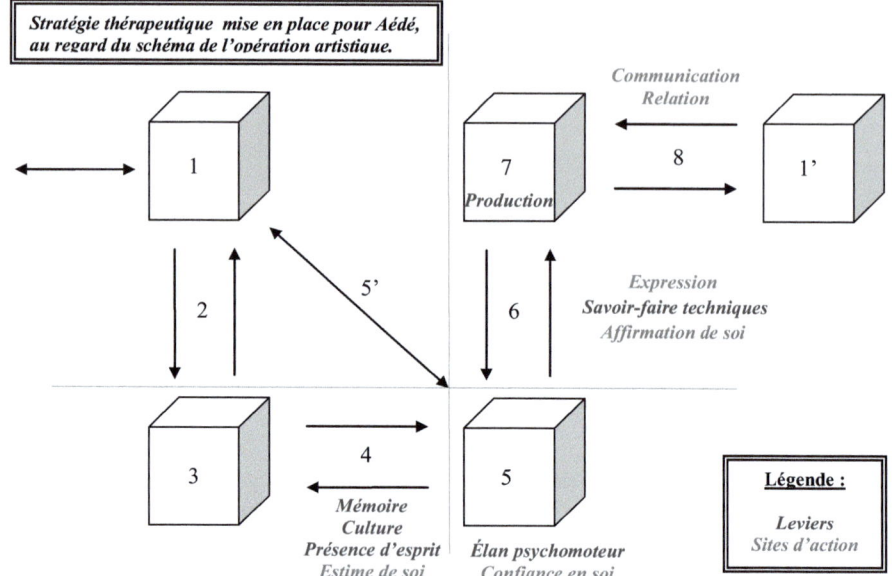

Stratégie thérapeutique mise en place pour Aédé, au regard du schéma de l'opération artistique.

Communication
Relation

1

7
Production

8

1'

5'

2

6

Expression
Savoir-faire techniques
Affirmation de soi

3

4

5

Légende :

Mémoire
Culture
Présence d'esprit
Estime de soi

Élan psychomoteur
Confiance en soi

Leviers
Sites d'action

e) **Les pratiques vocale et instrumentale, ainsi que l'improvisation, sont proposées dans le cadre de cette stratégie**

Les capacités vocales d'Aédé ont été précédemment évoquées dans sa présentation (cf. A.1.d)) ; il faut souligner que s'il répète souvent : « *J'connais pas la musique, moi, j'aurais dû l'apprendre* », Aédé semble avoir acquis des connaissances et compétences musicales d'amateur quelque peu « éclairé ». Il reconnaît Mozart dans *La petite musique de nuit*, et manifeste une grande qualité d'écoute lorsque je joue ou diffuse un enregistrement. Lors des séances 5 à 9, nous mettrons en musique *Le corbeau et le renard*. La connaissance des paroles semble dynamiser son inventivité mélodique, mais des « écueils » musicaux, dans le rapport rythme/prosodie notamment, viennent parfois troubler ses mots.

Il apprécie de jouer à l'harmonica des pièces qu'il connaît, mais il est aussi capable d'improviser. A la séance 10, alors que je lui exprime que son « jeu libre » à l'harmonica me fait penser à une chanson, il me répond tout de go : « *Non, non, j'improvisais* », et plus tard dans la séance, il dira d'un ton fier : « *On est artistes, nous* ». Sa dyspnée, si elle perturbe parfois son chant, n'intervient que très rarement sur son geste instrumental. Pourtant, l'harmonica est un instrument exigeant, nécessitant techniquement une gestion précise de l'expiration et de l'inspiration.

A la dixième séance, je lui propose d'« apprivoiser » l'accordéon diatonique. Il se montre intéressé, passe un long moment à explorer les possibilités de l'instrument, et manifeste une recherche mélodique, une intention d'organiser les sons. L'accordéon diatonique a pour particularité de fonctionner, comme l'harmonica, avec une note *tirée* (inspirée) et une note *poussée* (expirée). A la maîtrise diaphragmatique de l'harmonica correspond une maîtrise de

30

l'ouverture et de la fermeture du soufflet. Aédé intègre rapidement ce fonctionnement, mais peine à se repérer dans les rangées de boutons de l'instrument. Sur l'harmonica, la tessiture* est plus petite, et l'emplacement des sons est plus directement palpable.

L'histogramme suivant permet de visualiser l'évolution des pratiques d'Aédé au long de sa prise en soin. On y constate une forme d'équilibrage entre les trois activités représentées.

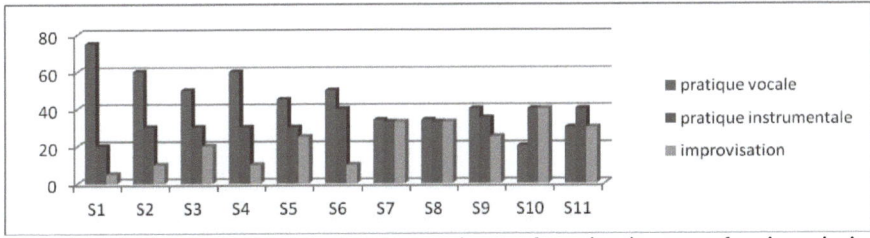

Evolution des proportions (en %) entre pratique vocale, pratique instrumentale, et improvisation

f) Les séances sont enregistrées, une sélection est réalisée, et transmise à Aédé

L'enregistrement des séances permet à Aédé de s'entendre et de faire une autocritique à quelques reprises, sévère en général. Enregistrer me permet de prendre du recul *a posteriori* sur les moments musicaux que nous vivons, et – inversement – de vivre avec une plus grande liberté ces moments, considérant qu'ils sont enregistrés. Enfin, sélection faite des meilleurs extraits, la réalisation d'un disque comportant les productions d'Aédé constitue pour Aédé et son fils une trace, un souvenir, et un lien très fort entre le *vécu* et le *reste à vivre*.

3. Une évaluation des capacités expressives et relationnelles d'Aédé a été effectuée

L'objectif thérapeutique principal étant de dynamiser la sociabilité d'Aédé, la prise en soin est menée de manière ouverte, et peut intégrer ou inviter d'autres personnes dans l'espace d'intervention. La porte de l'atelier est cependant close, et il n'y a jamais plus de quatre personnes, Aédé et moi compris, dans la pièce.

La psychologue de l'hôpital participera aux deux premières séances. Certains patients ont également participé ou assisté de manière privilégiée aux séances d'Aédé. La quatrième séance se terminera dans la salle commune, où Aédé chantera pour l'unité. Après la septième séance, enfin, une courte représentation musicale est organisée, assurée par la chorale de Saint Georges sur Cher, dont Aédé a fait partie plusieurs années.

La qualité de son implication relationnelle est ainsi observée, dans différentes circonstances. Les faisceaux d'items de l'expression, de la communication et de la relation sont particulièrement ciblés, l'évaluation étant à la fois subjective et objective.

a) L'expression, la communication et la relation sont observées

Dans les histogrammes suivants sont représentées des appréciations qualitatives et proportionnelles. En effet, selon le déroulement de la séance, et les personnes en présence, Aédé a pu tour à tour présenter des dynamiques différentes, voire opposées. L'évaluation sous la forme de proportions permet de tenir compte de ces évolutions. Chaque séance est donc appréciée selon une « teinte » particulière, pouvant être composée de plusieurs dynamiques.

31

Ces trois histogrammes, représentant respectivement l'expression verbale, la communication et la relation, sont présentés sur une même page afin de pouvoir envisager chaque séance dans une comparaison des trois faisceaux d'items. On peut ainsi observer une forme d'harmonie lors des séances 3, 5, 10 et 11, tandis que la séance 8 est marquée par la colère et le mépris d'Aédé, dynamiques qui ne nuisent pourtant pas à sa spontanéité verbale (il aurait pu au contraire se replier sur lui-même).

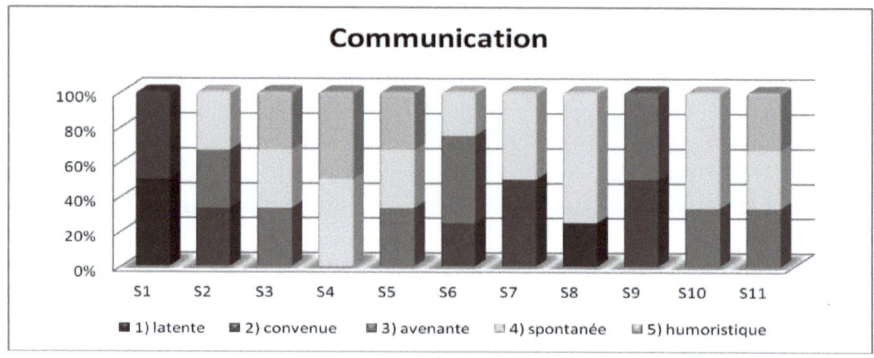

Observation des dynamiques de la communication d'Aédé

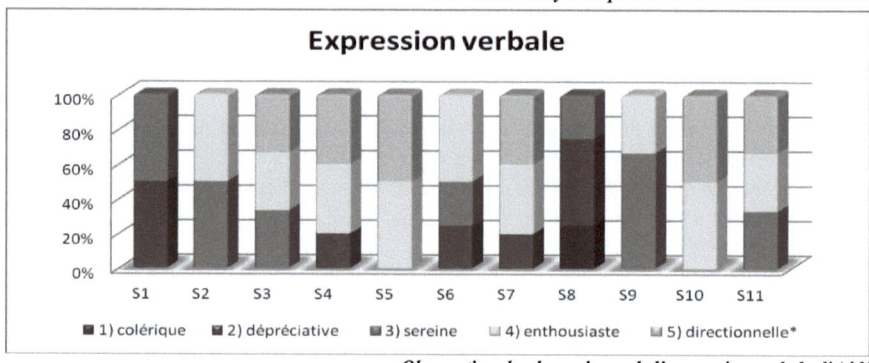

Observation des dynamiques de l'expression verbale d'Aédé

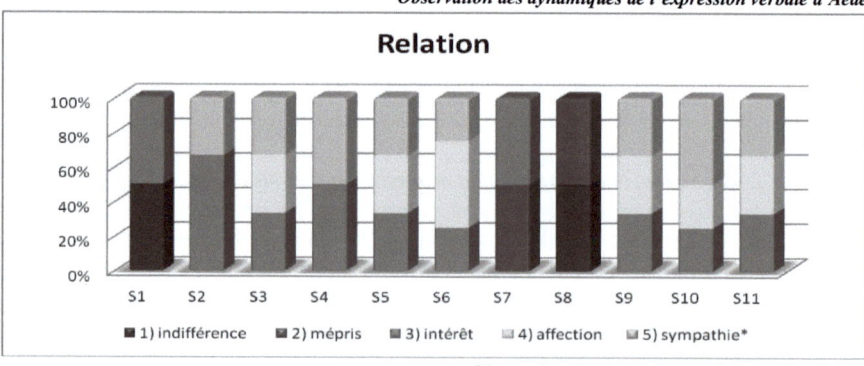

Observation des dynamiques relationnelles d'Aédé

b) L'expression spontanée du goût est particulièrement étudiée

Une autoévaluation par le cube harmonique (Beau, Bien, Bon)[81] est quelquefois amorcée avec Aédé, mais une observation des expressions verbales spontanées de son goût, de sa satisfaction et de son ressenti esthétiques semble plus appropriée.

En effet, lorsque j'invite Aédé à porter un regard réfléchi sur nos séances ou nos productions, soit dans une discussion ordinaire, soit après l'écoute d'un enregistrement, il surévalue le « Bon » et la « qualité du moment », sous-évalue le « Beau » de manière quasi systématique, et me laisse la responsabilité d'apprécier le « Bien »...

Douze expressions verbales spontanées ont été sélectionnées parmi les plus fréquentes du « répertoire » d'Aédé, et rassemblées en six catégories, selon leur portée. L'objectivité de cette évaluation réside dans le recensement du nombre d'occurrences de ces expressions.

L'apparente raréfaction des occurrences peut être imputable à l'état ponctuel d'Aédé (ex : un certain repli sur soi en séance 8), à la qualité de sa relation avec les personnes en présence (ex : une patiente somnolente en séance 9), mais aussi à une diminution quantitative de l'expression verbale, au profit de l'activité musicale.

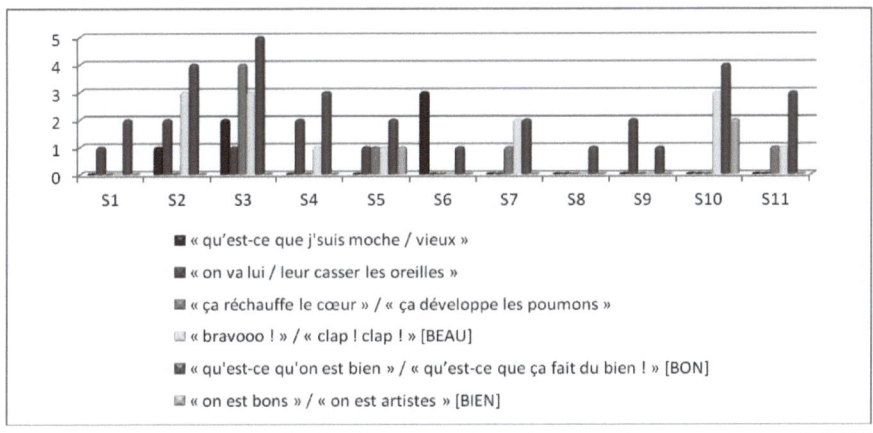

Nombre d'occurrences de certaines expressions spontanées du goût d'Aédé

Nous constatons sur cet histogramme que l'expression du plaisir et du bien-être (Bon) est toujours présente, même avec parcimonie, et parfois corroborée par des précisions : « *ça réchauffe le cœur* », « *ça développe les poumons* », ou encore « *ça adoucit les mœurs* ».

L'autodépréciation verbalisée, en revanche, n'est présente qu'au début de la prise en soin (séances 2, 3 et 6). Enfin, l'apparition, en séances 5 et 12, d'expressions marquant la qualité de la production (Bien) paraît significative d'une vivification de l'estime d'Aédé.

---

[81] FORESTIER, Richard : *L'art occidental*, 2004, pp. 234-258

c) Ce type d'évaluation est critiquable

Il est toujours difficile de rendre compte de manière objective, à l'aide de schémas ou de statistiques, d'éléments qualitatifs observés aux plans humain et artistique. Le choix même des observations qui sont mises en avant dans l'évaluation implique d'éliminer une partie – et peut-être la plus importante – de ce qui s'est joué humainement et artistiquement en séance.

L'appréciation des capacités d'expression, de communication et de relation d'Aédé est colorée, en premier lieu, par la subjectivité de l'évaluant ; par ailleurs, elle est soumise au *temps propre* d'Aédé (c'est-à-dire à ses dispositions globales dans un espace-temps donné), à la personnalité et à l'implication des personnes en présence (art-thérapeute y compris), et au déroulé même du temps d'évaluation.

D'autres variables, telles que l'état de santé ponctuel du patient, comme celui de l'art-thérapeute d'ailleurs, les événements ayant précédé la séance, ou même la météo du jour, peuvent influer sur les capacités de l'évalué, comme de l'évaluant.

Dans l'observation des expressions verbales d'Aédé, enfin, il manque l'appréciation du *ton* de sa voix, les gestes ou attitudes corporelles qui peuvent entourer ses expressions, ou encore les étranges sifflements qu'il produit après une plaisanterie, un jeu de mots, ou une chanson ; bref, ce qui constitue le « non-verbal » et le « hors-verbal ».

d) Un bilan est effectué avec le médecin coordonnateur et avec l'équipe

A la suite de la séance de clôture, qui a donné lieu à une sorte de bilan rétrospectif entre Aédé et moi, un bilan plus complet est établi avec le médecin coordonnateur d'une part et avec la psychologue d'autre part. Ce bilan apprécie l'évolution d'Aédé sur les cinq mois de la prise en soin, au regard de l'objectif principal (dynamiser ses capacités relationnelles).

Aédé a fait preuve de facultés de communication et de relation, notamment avec certains patients, envers qui il a pu témoigner de l'intérêt, de l'affection, voire de la sympathie, et avec qui il a pu échanger de manière enthousiaste, spontanée, et souvent avec humour. Il a su par ailleurs s'affirmer en public lors des temps forts organisés à son intention, et exprimer sa colère lorsqu'elle s'est présentée, ce qui – même si l'on doit y être attentif et rester vigilant – témoigne d'une réactivité sociale tout à fait normale.

L'équipe de l'unité a pu suivre la prise en soin d'Aédé grâce aux réunions de transmission et aux commentaires écrits, « postés » via le logiciel de l'établissement. Les observations de l'équipe, *a posteriori*, font état d'un retour d'Aédé au repli sur soi lors de ses visites hebdomadaires à l'unité. Aux dernières nouvelles, cependant, Aédé est entré en hébergement dans l'établissement, et a plusieurs fois joué de l'harmonica pour les autres patients…

B. Mélété a bénéficié de 13 séances d'art-thérapie

1. La rencontre avec Mélété et avec sa fille a permis d'établir un état de base

Mélété vit aux *Résidences Touraine*, un complexe d'appartements sur les hauteurs de Montrichard permettant aux personnes âgées qui en ont les moyens de bénéficier d'un contexte social dynamique et de services tels que la restauration ou la lingerie, tout en étant logées dans un espace individuel, indépendant, sécurisé et personnalisé. Dans cet environnement, et à la suite du déménagement qui a suivi le décès de son mari, Mélété a pu tisser de nouvelles relations, y compris des relations affectivement privilégiées avec un monsieur de 90 ans, veuf également.

Je rencontre Mélété dans son appartement, en présence du médecin coordonnateur, sollicitée par sa fille. Celle-ci s'inquiète de l'évolution de sa mère, pour qui un diagnostic de la maladie d'Alzheimer a été posé il y a trois ans, et demeure réticente à son hospitalisation, car elle craint de la voir immergée parmi d'autres malades plus atteints. Mélété est cependant de moins en moins autonome. Ses troubles démentiels sont de plus en plus inquiétants pour son entourage et pour les responsables des *Résidences*. Son évaluation M.M.S.E.* est de 9/30.

Au plan pharmacologique, elle est traitée notamment par Rémynil®, Ebixa®, et Xanax®. Elle présente en outre une hypertension artérielle, une hypothyroïdie et un diabète non insulinodépendant, troubles ordinaires pour une personne de son âge.

a) Mélété a 81 ans ; elle a été « miss Montrichard », épicière, et mère au foyer

Mélété est née en juin 1929. Coquette et pimpante, elle est élégamment habillée, porte à merveille colliers et boucles d'oreilles, se maquille avec finesse. Sa fille nous apprend qu'elle a été élue « miss Montrichard », lors d'une des toutes premières éditions du concours de beauté local. Si elle ne se rappelle ni sa date de naissance, ni cette élection, elle raconte avec une émotion bien visible son enfance, dans une fratrie importante et solidaire (8 frères et sœurs), aux côtés d'une maman aimante, et en l'absence d'un père « *disparu au retour de la guerre* » (suicide qui n'a jamais été admis, ni parlé, selon la fille de Mélété).

Mélété se souvient bien de cette guerre, qu'elle a vécue adolescente. Elle évoque l'occupation et la ligne de démarcation, qui passait justement à Montrichard, sa peur des Allemands, qui se moquaient d'elle lorsqu'elle devait passer le pont… Plus tard, à Pontlevoy (à 5 km de Montrichard), Mélété a tenu une épicerie avec son mari. Maman à son tour, elle a vu grandir ses deux enfants, et naître – encore un peu plus tard – son petit-fils, aujourd'hui étudiant en médecine et percussionniste dans un groupe de rock.

b) Mélété souffre d'aphasie, de troubles mnésiques et de désorientation

Ces souvenirs, de 20 ans et plus, reviennent à la mémoire de Mélété, mais elle peine à s'exprimer, cherche les mots ou les confond, bafouille, bégaye par moments, et a besoin d'aide pour organiser son discours. Les événements plus récents, quant à eux, ne sont pas toujours mémorisés et sa désorientation dans l'espace et dans le temps est patente, bien qu'elle conserve de bons repères dans son environnement quotidien. Au plan praxique et moteur, elle est encore remarquablement à l'aise. Elle reconnaît le visage de ses proches et les objets qu'on lui présente, même si elle ne sait plus forcément les nommer. La lecture et le calcul, en revanche, ne lui sont plus possibles.

c) Mélété est anosognosique, et assez anxieuse devant ses pertes cognitives

Pour protéger leur mère, les enfants de Mélété ont choisi de ne pas lui transmettre le diagnostic du médecin, préférant parler de « problèmes de mémoire » ou de « difficultés à parler ». On peut envisager que ce choix préserve effectivement Mélété d'un *glissement** qui accélèrerait son déclin ; mais il pourrait d'un autre côté accentuer son anxiété, de par l'écart entre sa conscience et son incompréhension de ces « problèmes » ou « difficultés ». Il ne nous appartient pas cependant de porter un jugement sur ce choix éthique.

Sa plainte cognitive est exprimée, et bien qu'elle masque assez efficacement son état par une apparence très soignée, une démarche aisée et de grands sourires avenants, Mélété présente une émotivité importante, qui peut se traduire physiquement (tremblements, halètements). Elle est facilement déstabilisée par le stress*, et ses troubles de la mémoire et du langage provoquent en elle de l'énervement et de l'inquiétude : elle ne « *comprend pas pourquoi* » elle est « *comme ça* », aimerait bien « *revenir comme avant* ».

d) Mélété a toujours aimé chanter, mais a subi une humiliation et a perdu confiance

Dans le récit de son enfance, Mélété se décrit comme une petite fille qui « *chantait tout le temps* », ce qui agaçait parfois les gens, et souvent les amusait ; on devinait sa présence ou sa visite au son de sa voix. Mélété paraît très attendrie par ce souvenir lorsqu'elle l'évoque.

Adulte, elle a participé longtemps à une chorale, et a intégré l'atelier des *Résidences Touraine* en y entrant. Malheureusement, elle s'est vue plusieurs fois rabrouée par la personne qui animait l'activité, pour s'être trompée dans les paroles ou pour avoir été en retard sur le tempo, ce qui l'a conduite d'abord à assister aux répétitions passivement, puis à dissimuler sa présence derrière un pilier, pour renoncer finalement à venir. Ce fut pour elle une blessure humiliante, qui a affecté profondément sa confiance et sa saveur existentielle.

e) Mélété a été opérée d'une épaule ; elle aime danser et a un bon sens rythmique

Mélété a subi une opération de réparation de la coiffe des rotateurs de l'épaule droite, qui limite ses mouvements au niveau du bras et provoque une petite crispation dès qu'elle effectue un geste l'impliquant (mettre son manteau ou l'enlever, serrer la main…) Elle assure pourtant ne plus ressentir aucune douleur. Lors d'activités rythmiques (jeux et exercices de frappe sur un tambour), ou dansées (valse), je constate que cette crispation s'atténue, comme si Mélété, prise dans le geste artistique, *oubliait* son épaule.

Le plaisir de Mélété à danser est palpable, et retentit sur ses capacités mnésiques et phasiques. En effet, lorsque nous chantons en dansant, les intonations de Mélété sont moins hésitantes et les paroles des chansons semblent lui revenir plus facilement. Au plan rythmique, elle reproduit avec facilité des exemples simples (rythmes binaires ou ternaires non syncopés*), sur une longueur maximale allant jusqu'à 8 temps.

2. Cet état de base a permis d'échafauder une stratégie thérapeutique

a) L'indication et le cadre thérapeutiques sont posés

Les enfants de Mélété expriment leurs craintes à propos de la qualité de vie au sein de l'unité. Ils redoutent que Mélété soit livrée à l'ennui, en plus d'être confinée avec des personnes au comportement et au faciès impressionnants. Cela étant, ils ont également conscience de la nécessité d'anticiper l'entrée de Mélété en institution.

Le médecin coordonnateur, au vu de la sensibilité musicale de Mélété, propose une prise en soin hebdomadaire en art-thérapie, au sein de l'unité. Les séances auront lieu le vendredi (exceptionnellement le jeudi), de 14h30 (exceptionnellement 14h) à 15h30. Elles s'étaleront de février à juin 2011, selon la répartition indiquée dans l'histogramme suivant :

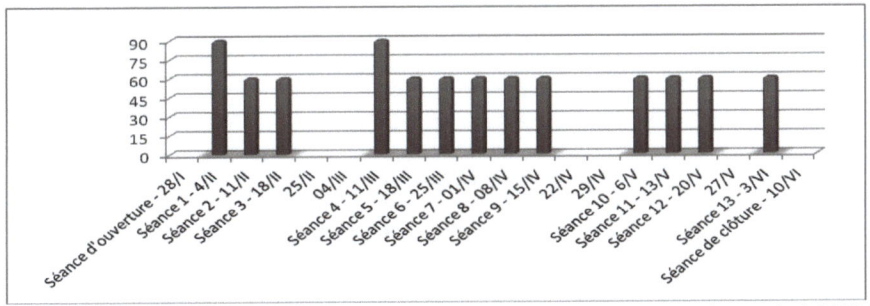

Organisation et durée (en minutes) des séances dans la prise en soin de Mélété

b) *L'objectif thérapeutique principal est de restaurer l'estime de Mélété*

La première demande exprimée par Mélété est de retrouver sa voix, de pouvoir « *chanter comme avant* ». Elle exprime une gêne au niveau laryngé : « *ça tremble* », « *ça râpe* », évoque un « *chat* », une « *boule* » dans la gorge. Outre le vieillissement ordinaire de l'appareil vocal, l'humiliation subie par Mélété dans l'activité de chant choral qu'elle affectionnait tant ne me paraît pas étrangère à cette gêne. Au-delà, cette manifestation locale pourrait refléter une perturbation plus globale, induite par les difficultés de Mélété et la conscience qu'elle en a, perturbation affectant son estime d'elle-même. L'objectif thérapeutique principal fixé pour Mélété est de restaurer cette estime pour lui permettre d'accepter et surmonter ses difficultés.

c) *Les objectifs intermédiaires sont de rassurer Mélété et de valoriser ses capacités*

L'émotivité de Mélété et sa sensibilité au stress peuvent la conduire à un énervement qui altère ses capacités (notamment au plan phasique). Or, cette altération même génère chez Mélété du stress, de l'anxiété et de l'énervement. Il est crucial de sortir de ce cercle vicieux, de cette « boucle d'inhibition ». Le pouvoir de la musique sur les émotions peut stabiliser ou modifier l'état thymique de Mélété, et la valorisation de ses capacités contrecarrer la boucle d'inhibition, voire initier un cercle vertueux, une « boucle de renforcement ».

d) *La stratégie mise en place consiste à utiliser la sensibilité musicale de Mélété*

Exploitant la sensibilité musicale de Mélété, et notamment son goût pour le chant, la stratégie thérapeutique mise en place vise à stimuler sa mémoire, à améliorer sa thymie (susciter en elle un apaisement face aux tensions physiques et psychiques, ou des émotions agréables atténuant son anxiété), et à restaurer son estime d'elle-même (en lui proposant des activités propices à l'expression de son goût et de sa personnalité, qui puissent renforcer sa confiance en elle et son affirmation d'elle-même).

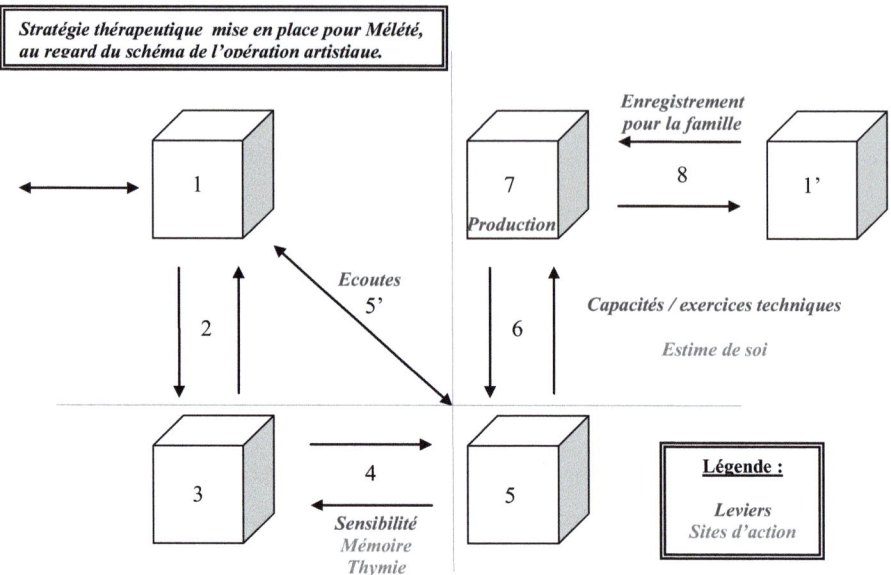

Stratégie thérapeutique mise en place pour Mélété, au regard du schéma de l'opération artistique.

Enregistrement pour la famille

1   7 *Production*   8   1'

Ecoutes 5'

2   6

Capacités / exercices techniques

Estime de soi

3   4   5

Sensibilité
Mémoire
Thymie

Légende :
Leviers
Sites d'action

e) L'écoute et les pratiques vocales sont proposées dans le cadre de cette stratégie

Des activités d'écoute et de pratique vocale (le chant en lui-même et pour lui-même, mais aussi quelques exercices techniques) sont proposées à Mélété. Ces activités répondent aux demandes et aux intentions qu'elle exprime, et s'inscrivent dans la stratégie exposée. Dans les premières séances, l'écoute, les exercices vocaux et le chant constituent trois parties à peu près égales. En séance 11, nous accompagnons le chant de danse (valse), ce qui sera source d'une libération vocale et d'un plaisir exprimé.

Le mouvement est régulièrement présent au long des séances (battre du pied, frapper dans les mains, ou du bout des doigts, battre la mesure…), de manière plus ou moins marquée, et d'autres types d'activités musicales ponctuent la prise en soin de Mélété, telles que l'exploration instrumentale ou les jeux rythmiques (séances 7, 9, 10, 12 et 13). Enfin, en séance 6, nous assisterons à un spectacle musical organisé par l'équipe d'animation de l'établissement, occasion pour moi d'observer la participation vocale et corporelle de Mélété, et d'échanger avec elle sur ses goûts musicaux.

f) Les séances sont enregistrées, une sélection est réalisée et transmise à Mélété

Dès les premières séances, je propose à Mélété de réaliser un disque de chansons pour ses petits-enfants, ce qui semble beaucoup la motiver, et a le double intérêt de constituer une trace, un lien familial, et de centrer notre attention sur des chansons du répertoire enfantin, chansons dont les paroles sont *a priori* plus simples et mieux ancrées dans sa mémoire. Cela étant, nous enregistrerons également d'autres types de chansons, plus « récentes », et certaines chansons d'enfant « simples » à première vue se révèleront difficiles à interpréter…

A plusieurs reprises, nous écoutons ensemble les productions de Mélété, mais elle ne reconnaît pas sa voix, voire ne se souvient pas du moment musical enregistré. Elle me dira pourtant parfois : *« Dis donc, elle chante bien, la dame »…* Environ un mois après la séance de clôture, j'apporte à Mélété le disque de nos productions. Hélas, son lecteur est en panne, et je ne connaîtrai pas sa réaction à l'écoute de cette compilation.

3. Une évaluation de la thymie et de l'affirmation de soi de Mélété a été effectuée
a) *Le langage et l'attitude corporelle sont observés*

L'aphasie est une des principales sources de pression pour Mélété. Le *manque du mot** la perturbe beaucoup et l'énerve rapidement, ce qui accentue son aphasie. La spontanéité (capacité à prendre la parole), la fluidité (disponibilité lexicale, impactant la longueur des phrases et la quantité d'achoppements*) et la qualité du discours (cohérence syntaxique et lexicale, implication dans le dialogue) sont des faisceaux d'items qui permettent d'évaluer l'aphasie, et une partie de la tension psychique de Mélété.

	Spontanéité	Fluidité du langage	Qualité du discours
1	Très faible	Phrases brèves, achoppements nombreux	Incohérent / incompréhensible
2	Faible	Phrases brèves, achoppements rares	Peu cohérent / obsessionnel
3	Moyenne	Phrases moyennes, achoppements nombreux	Cohérent / basique
4	Vive	Phrases moyennes, achoppements rares	Cohérent / dynamique
5	Très vive	Phrases longues, achoppements rares	Cohérent / élaboré

Cotation des faisceaux d'items relatifs au langage

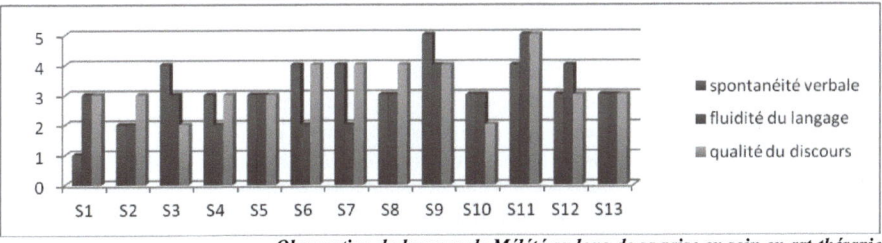

Observation du langage de Mélété au long de sa prise en soin en art-thérapie

Sur cet histogramme, on observe deux pics en séances 9 et 11. Ils correspondent à des séances durant lesquelles Mélété apparaît globalement plus libre au plan verbal. Son aphasie reste bien présente, et le dialogue est placé dans une dynamique d'entraide (en lui proposant des mots lorsqu'ils peinent à venir, en validant la compréhension de l'idée même si les mots sont imprécis), mais elle parvient à allonger ses phrases et manifeste une « envie de parole » (observable dans le faisceau de la spontanéité).

En séance 3 et 10, la cohérence de son discours est altérée par le stress. Juste avant la séance 3, elle a été pressée par la personne qui la véhicule et en garde un ressentiment quasi obsessionnel tout au long de la séance. En séance 10, après une période de 15 jours sans séance, Mélété n'était pas motivée et a été un peu forcée pour venir. Elle se déprécie durant toute la séance, malgré le plaisir qu'elle exprime à l'avoir vécue.

Mélété est une femme qui prend soin de son apparence. L'observation de son attitude corporelle (sa posture : la façon dont elle se tient, son adaptation physique à l'activité proposée ; et sa réactivité : la quantité et la qualité des mouvements qu'elle peut effectuer en réaction à l'activité), notamment lors des séquences d'écoute, mais pas uniquement, permet d'appréhender la partie visible de son état de stress.

	Posture corporelle	Réactivité corporelle
1	Très Tendue	Quasi nulle (très peu de manifestations corporelles)
2	Tendue	Faible (réactions très légères)
3	Tenue	Peu importante (réactions manifestes, mais légères)
4	Détendue	Importante (réactions manifestement intentionnelles)
5	Relâchée	Très importante (réactions motrices s'approchant de la danse)

Cotations des faisceaux d'items de l'attitude corporelle

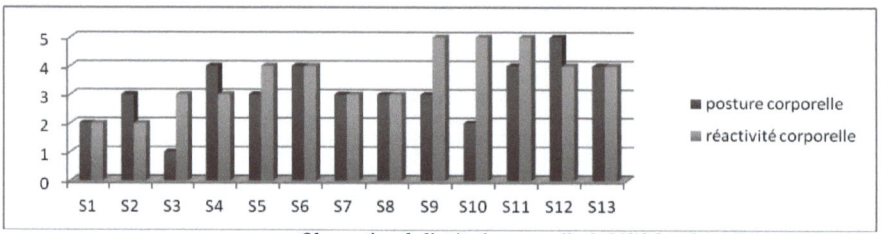

Observation de l'attitude corporelle de Mélété au long de sa prise en soin

Nous constatons sur l'histogramme ci-dessus une nette progression de la réactivité corporelle de Mélété. Cette progression peut traduire une meilleure confiance en elle-même, certainement catalysée par une meilleure connaissance du lieu, de l'activité, et de l'art-thérapeute ; il faut également considérer que les activités proposées à Mélété ont pu être plus propices à l'expression de cette réactivité corporelle (rythmes, danse).

En séance 12, l'exploration de l'accordéon diatonique est proposée à Mélété. Alors que je m'attends à une crispation supplémentaire de son épaule droite (tenue de l'instrument), elle se relâche au contraire, tout comme lors d'activités rythmiques ou dansées.

En séances 3 et 10, comme cela a déjà été indiqué plus haut, Mélété est particulièrement stressée, et tendue physiquement. Lors de la séance 3, cette tension se manifeste par de légers tremblements des mains et une respiration haletante. La réactivité corporelle observée, lors de ces séances plus encore que dans les autres, tient compte non seulement des réactions motrices induites par la musique et pouvant s'y inscrire (battements de pieds, par exemple), mais aussi des réactions de relâchement (soupirs, fermeture des yeux, avachissement).

b) Le stress, la thymie et l'affirmation de soi sont particulièrement étudiés

Le stress et la thymie sont présentés en regard l'un de l'autre. En effet, ils peuvent être corrélés, qu'ils évoluent conjointement ou non : un stress important peut être cause ou conséquence d'une grande anxiété ; un plaisir intense ou une grande joie peuvent générer un apaisement notable, ou au contraire une augmentation de la tension nerveuse…

	Stress	Thymie
1	Quasi nul	Colère / Anxiété
2	Faible	Tristesse / Dépréciation
3	Moyen	Tranquillité
4	Fort	Joie / Plaisir visible
5	Très fort	Euphorie / Plaisir exprimé

Cotation du stress et de la thymie

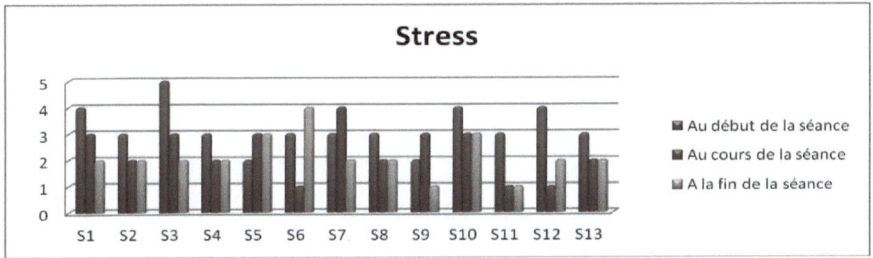

Observation du stress de Mélété au long de sa prise en soin

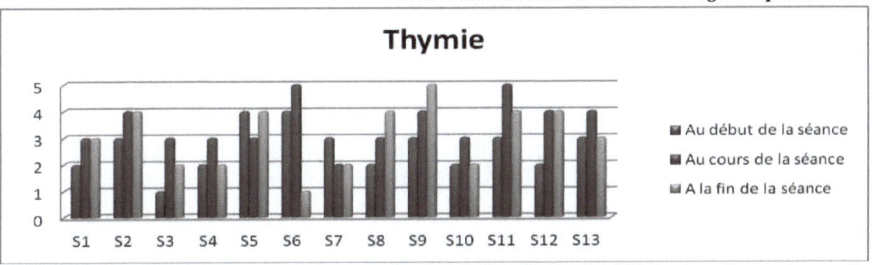

Observation de la thymie de Mélété au long de sa prise en soin

Les observations de la thymie de Mélété corroborent les observations de son langage et de son attitude corporelle, que ce soit dans les aspects positifs (en séances 9 et 11 par exemple) ou négatifs (en séances 3 et 10 par exemple). L'évaluation du stress montre majoritairement un apaisement entre le début et la fin des séances, ce qui est légitimement souhaitable.

Parfois, ce n'est pourtant pas le cas. Ainsi en séance 5, où Mélété arrive plutôt détendue, mais une séquence de travail un peu trop longue nourrit malencontreusement son stress. En séance 6, enfin, Mélété assiste à un spectacle. Son plaisir est visible, exprimé verbalement, et physiquement, tout au long de ce moment, mais Mélété est furieuse lorsque l'on vient la chercher, frustrée de devoir partir avant la fin.

En séances 7 à 9, nous invitons une autre patiente (également prise en soin en art-thérapie) à participer aux séances. Or, cette patiente se montre inquiète lors de la première séance en « trio », et finit par quitter l'atelier. Mélété se rend responsable de ce départ, et en ressent de la culpabilité. En séance 8, la communication s'instaure entre les deux femmes autour des chansons d'Edith Piaf. Mélété se voit complimentée pour son chant par l'invitée. Enfin, en séance 9, cette dernière quitte d'abord l'atelier, pour ensuite y revenir. Mélété, d'abord perturbée par son départ, la reconnaît et se réjouit de son retour.

L'évaluation de l'affirmation de soi de Mélété est présentée ci-dessous à l'aide d'un histogramme construit par proportions. Tout comme l'évaluation de l'expression, de la communication et de la relation[82], l'affirmation de soi doit tenir compte de plusieurs dynamiques, qui parfois s'interpénètrent. Quatre items ont été ciblés pour bien cerner cette évaluation : l'avis sur sollicitation, l'avis spontané, le choix sur sollicitation et l'initiative (qui implique un choix spontané).

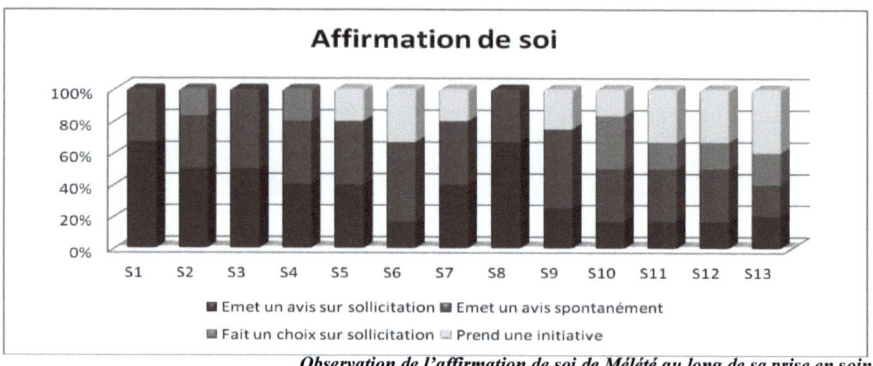

Observation de l'affirmation de soi de Mélété au long de sa prise en soin

Nous pouvons constater que malgré une aphasie assez importante, et une perte d'estime d'elle-même, Mélété est tout à fait à même d'exprimer verbalement ses opinions, que ce soit sur sollicitation ou spontanément. Lorsqu'un choix lui est proposé (par exemple, choisir un disque ou une chanson à écouter), elle le fait avec enthousiasme. Dans les séances 5 à 7 et 9 à 13, elle montrera une aisance particulière à s'affirmer et prendra des initiatives (telles que saisir un instrument, entonner une chanson, entreprendre un mouvement de danse), ce qui montre une vivification notable de sa confiance en elle, notamment au plan vocal.

c) Ce type d'évaluation est critiquable

Selon les séances, Mélété a eu plus ou moins l'occasion de s'affirmer, en fonction des activités proposées, de la présence d'une tierce personne, de son *temps propre*, et de celui de la séance même. Evaluer l'évolution des capacités d'affirmation de soi est donc très délicat, et il convient de garder à l'esprit que ces capacités sont autant influencées par les dispositions du sujet que par les stimulations qui lui viennent du monde extérieur.

Le stress et la thymie sont intimement liés, même s'ils peuvent parfois évoluer de manière paradoxale (l'absence de stress peut causer une mélancolie, et un stress important générer colère ou euphorie, selon les cas). Leur évaluation est très subjective (de quelle façon est *ressenti* l'état du sujet), mais se base aussi sur des éléments objectifs : expressions verbales, attitude corporelle, rythme respiratoire, ou stabilité phasique.

Quoi qu'il en soit, le chiffrage de ces observations fines ne saurait être un reflet intègre, ni de la personne, ni de la séance d'art-thérapie. Il faudrait filmer les séances et transcrire en

---

[82] Cf. II.A.3.a)

courbes chronologiques les mouvements et expressions, de manière à les considérer dans une évolution, et non en les figeant dans une simple cotation.

Il demeurerait que l'observation d'un élément donné est soumise au temps que l'on accorde à cet élément durant la séance. Ainsi, par exemple, l'évaluation des capacités de langage est forcément soumise à l'espace temporel que l'on offre au langage durant la séance, et la spontanéité verbale à l'espace de dialogue laissé au sujet par son interlocuteur.

d) Un bilan est effectué avec le médecin coordonnateur et la famille

Le bilan est effectué en deux temps : avec les enfants de Mélété d'abord, et en sa présence, puis avec le médecin coordonnateur. Il est établi un progrès de Mélété dans l'acceptation de sa voix et un plaisir retrouvé à chanter, propices à revaloriser son estime d'elle-même, ce qui constituait l'objectif principal. Par ailleurs, ses capacités rythmiques et corporelles sont soulignées, suggérant une activité de danse pour en maintenir la vivacité.

Cependant, l'émotivité de Mélété et sa sensibilité au stress la fragilisent. Son aphasie est accentuée par cette fragilité, et devient source d'un stress supplémentaire. Un suivi en orthophonie pourrait peut-être lui permettre de progresser à ce niveau. Le travail chanté, orienté dans cet esprit sur la technique vocale (souffle et articulation notamment) et sur la mémoire sémantique, a été effectué avec de bons résultats, audibles sur l'enregistrement.

Mélété entrera bientôt en institution spécialisée. Lorsque je lui rends visite pour lui confier la compilation de ses productions, elle se promène sous le soleil, radieuse comme à son habitude. Elle ne semble pas me reconnaître, mais me sourit comme si c'était le cas…

C. Mnémé a bénéficié de 10 séances d'art-thérapie

1. La rencontre avec Mnémé a permis d'établir un état de base

Une dizaine de mètres séparent la porte sécurisée du fauteuil où elle est assise ; ses yeux clairs, grands ouverts, transpercent le couloir et me cueillent sur le seuil. L'intensité de ce regard contredit l'inexpressivité de son visage. Pas un rictus, un hochement de tête, pour répondre à ma salutation. Son honnête corpulence est enveloppée dans le fauteuil et sa tête semble faire partie d'un même monolithe, posé là. Seul son regard paraît habité.

Mnémé est veuve, mais vit depuis plus de quinze ans avec un « ami » de 84 ans, veuf également, dans une maison de Pontlevoy. De son mariage, elle a eu quatre enfants, qui se sont éloignés d'elle après le décès de leur père ; elle n'a gardé qu'un contact distant avec l'une de ses filles, à Paris. Il y a environ quatre ans, son ami a remarqué chez elle des troubles de la mémoire et du calcul, et a consulté un neurologue. En 2011, un examen par imagerie à rayonnement magnétique (IRM) a révélé une légère atrophie corticale.

Le diagnostic de la maladie d'Alzheimer a été posé, et Mnémé est traitée par Exelon® et Ebixa®. Son évaluation M.M.S.E. est de 6/30. Elle présente également un diabète insulinodépendant, traité par Lantus®, et une cataracte prononcée (opérée à gauche, cécité de l'œil droit), qui n'est sans doute pas étrangère à la clarté toute particulière de son regard. Au plan moteur, Mnémé se déplace à l'aide d'une canne suite à une opération du genou (il y dix ans), et – à cause notamment de l'altération de sa vue – marche avec lenteur et hésitation, sans perte d'équilibre pour autant.

a) Mnémé est une femme de 83 ans ; elle a été couturière, et a tenu une épicerie

Mnémé est née en avril 1928, à Bourré (village jouxtant Montrichard), d'un père facteur et d'une mère receveuse de la Poste. Elle est allée à l'école, mais n'a pas obtenu le certificat d'études. Mariée à 18 ans, elle a vécu à Sartrouville, et travaillé en atelier de couture dans le Sentier parisien. Plus tard, elle a tenu une épicerie fine à Clais (Haute Normandie).

Mnémé n'a quasiment plus de souvenir de sa vie passée, et je n'ai pu joindre aucun de ses enfants. Son histoire de vie a été recueillie par le médecin coordonnateur auprès du compagnon actuel de Mnémé, qui l'a rencontrée lors d'un voyage dans le Tyrol.

Au domicile du couple, une infirmière vient tous les soirs pour l'insuline, une aide-ménagère fait le ménage une heure par jour du lundi au vendredi, et une aide-soignante de l'A.D.M.R. (Aide à Domicile en Milieu Rural) prodigue les soins d'hygiène le samedi. Le compagnon de Mnémé conduit encore, et assure les courses et la cuisine au quotidien.

b) Mnémé souffre de désorientation, de troubles mnésiques et d'hallucinations

Mnémé a progressivement perdu la notion du temps. Parfois, « *elle entend ou voit des gens dans la maison qui ne sont pas réels* ». Elle ne se souvient plus de sa date de naissance, du nom de ses enfants, ni de celui de son compagnon, que nous appellerons **Kharon**.

Selon le médecin coordonnateur, Kharon est fatigué, physiquement et moralement ; il accompagne Mnémé de son mieux, mais l'épuisement le guette. La situation du couple est de plus en plus difficile à vivre pour lui, et ses propres problèmes de santé (il doit prochainement se faire opérer) lui font entrevoir l'obligation de demander une prise en charge de Mnémé en institution, avec l'accord de ses enfants.

c) Mnémé vient d'entrer dans l'unité ; elle est angoissée, dépressive, apathique

Le soir surtout, Mnémé ressent de l'angoisse (peur irrationnelle et durable, différente d'une anxiété ponctuelle et circonstanciée). Son rythme nycthéméral est perturbé, et elle dort de plus en plus la journée, car « *rien ne l'intéresse* ».

Mnémé vient d'entrer dans l'unité, contrainte et forcée par l'hospitalisation de Kharon. Elle est inquiète pour lui, et ne comprend pas pourquoi elle est dans cet endroit. Selon la psychologue, elle présente un syndrome dépressif caractérisé par l'apathie*.

Son visage n'est pas particulièrement fermé, encore moins hostile, mais elle semble ne rien ressentir, ne rien désirer. Mnémé est en capacité de parler, mais ne fait – au mieux – que répondre, à voix basse, enrouée, avec de très courtes phrases.

d) Mnémé n'aime pas chanter, mais elle apprécie beaucoup l'accordéon

Lorsque le médecin coordonnateur l'interroge sur ses goûts en matière de loisirs, elle dit qu'elle aimait coudre (c'était d'ailleurs son métier), et regrette de ne plus pouvoir le faire. Elle jouait aux dominos, à la belote ; et elle a eu la chance de faire quelques voyages. Pour ce qui est de la musique, elle dit ne pas aimer chanter, mais apprécier l'accordéon. Quant à son principal souhait, il est de retrouver au plus vite Kharon, et de rester avec lui.

e) *Mnémé prend plaisir à écouter la musique et à jouer du tambour*

Dans les premières séances, Mnémé reste très en retrait de l'activité musicale, et se contente d'écouter. Très vite, pourtant, et que ce soit lors d'une séquence d'écoute d'un enregistrement ou lors d'un moment musical en direct, elle manifeste une certaine réactivité corporelle et rythmique, d'un battement de pied discret et peut-être inconscient au claquement de mains très clairement intentionnel.

Ce sens du rythme et cette réactivité motrice à la pulsation seront exploités en proposant à Mnémé, dès la troisième séance, d'accompagner la musique en frappant sur un tambour (*derbouka* égyptienne, qui peut être tenue entre ou sur les genoux). Cette implication instrumentale et corporelle déclenche chez elle de larges sourires.

Enfin, ses réserves initiales pour le chant sont contredites dès les premières séances par le mouvement de ses lèvres, qui accompagne les chansons qu'elle connaît. A d'autres moments, Mnémé semble amorcer un geste de chant, en murmurant, fredonnant ou chantonnant. Lors de quelques séances, dans la deuxième partie de sa prise en soin, Mnémé se laissera aller à chanter réellement, à la mesure de ses capacités, évidemment.

f) *Mnémé reconnaît les visages et fait preuve d'une grande capacité d'attachement*

D'abord impressionné par son regard et par son apathie, je m'installe la première fois à sa proximité, guitare en main, et propose aux personnes présentes un peu de musique. Aucune réaction, ni verbale, ni physique : Mnémé semble écouter, mais ne réagit pas.

Pourtant, et plusieurs heures plus tard, alors que je viens saluer quelqu'un d'autre, sans ma guitare cette fois, Mnémé me dit tout de go : « *Tu vas encore chanter ?* ». De manière presque certaine, elle a reconnu mon visage, et m'identifie au moment musical qu'elle a vécu. Tout au long de sa prise en soin, elle me montrera qu'elle sait qui je suis.

Ce sera le cas aussi à l'égard d'autres personnes, soignants ou patients de l'unité, pour certaines desquelles Mnémé manifestera parfois de la tendresse, de l'affection, de la sympathie, et un véritable *attachement*, et en particulier pour une patiente aphasique présentant un syndrome de *glissement**, que Mnémé prendra littéralement sous son aile.

2. Cet état de base a permis d'échafauder une stratégie thérapeutique

a) *L'indication et le cadre thérapeutiques sont posés*

Après avoir présenté Mnémé à l'équipe lors de la réunion de synthèse, le médecin coordonnateur et la psychologue font le constat de sa souffrance morale et proposent une prise en soin en art-thérapie, estimant que Mnémé doit être accompagnée dans son intégration. En effet, il est plus que probable que Mnémé doive finalement rester dans l'unité, même après la convalescence de Kharon.

La prise en soin de Mnémé s'étalera de la fin du mois de mars au début du mois de juin, avec des séances de durée variable, et selon une fréquence assez irrégulière. Cette irrégularité est due en partie aux contraintes du calendrier, qui ont « décousu » le début de la prise en soin ; au mois de mai, les séances ont pu en revanche être rapprochées. L'histogramme suivant, complété par un diagramme montrant la fréquence des séances, synthétise l'organisation de la prise en soin de Mnémé.

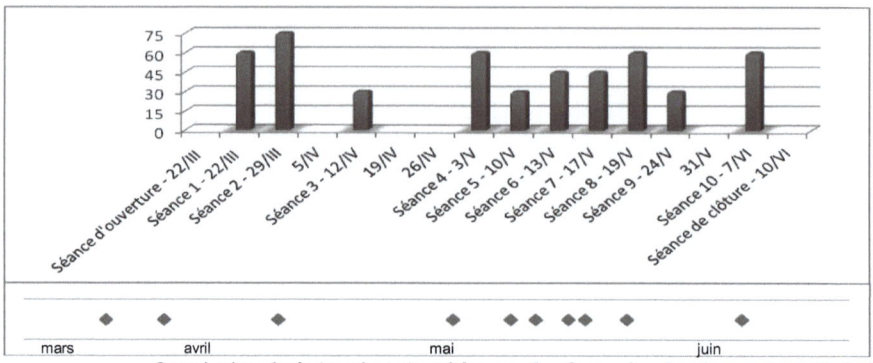

Organisation, durée (en minutes), et fréquence des séances dans la prise en soin de Mnémé

b) L'objectif principal est de restaurer les facultés de Mnémé à s'émouvoir

L'apathie de Mnémé peut être interprétée comme une barrière de protection contre les émotions, barrière source d'isolement. Or l'isolement est une des causes principales de sa souffrance morale : Kharon lui manque, et le seul désir qu'elle exprime est d'être avec lui. Dans cet isolement, son angoisse est renforcée, et son moyen de la contrer est de se priver d'émotion. Elle entre ainsi dans une boucle d'inhibition ; l'objectif thérapeutique principal est donc de restaurer les facultés de Mnémé à s'émouvoir, afin de réduire son apathie.

c) Un objectif intermédiaire est de renforcer les capacités relationnelles de Mnémé

Grâce à la mise en place de séances en « trio », Mnémé peut à son rythme entrer en relation, ou maintenir la distance si elle le souhaite. Son isolement est rompu dans un contexte sécurisé, en présence d'une tierce personne qui, si elle ne la touche pas physiquement, est placée à sa portée, dans son espace relationnel. Personne qui n'est pas l'art-thérapeute, mais un *pair*, ou plutôt un *tiers*, qu'elle peut retrouver dans son environnement quotidien.

Trois personnes[83] ont notamment accompagné Mnémé au long de sa prise en soin : **Akhéron (A)**, 85 ans (un homme au caractère franc, atteint de troubles mnésiques et de désorientation), **Cocyte (C)**, 75 ans (beaucoup plus discret, assez nerveux et souffrant d'une aphasie très prononcée), et **Léthé (L)**, 81 ans (une femme douce et souriante, totalement aphasique, et présentant un syndrome de glissement), dont nous avons précédemment parlé.

Bien que la relation soit différente *de facto*, il faut y ajouter Kharon (K), le compagnon de Mnémé, qui, hospitalisé dans l'établissement durant sa convalescence, jouera lui aussi un rôle dans l'évolution de Mnémé.

---

[83] Considérant que ces trois personnes ne sont que « de passage », nous les désignons arbitrairement par les noms de trois cours d'eau de la mythologie grecque.

d) **La stratégie mise en place consiste à exploiter l'élan affectif de Mnémé et son plaisir contemplatif pour revivifier son ressenti et ses émotions**

Même si ses perceptions sensorielles sont parfois biaisées par des images ou des sons qu'elle « imagine », Mnémé reconnaît les visages, est à l'écoute de la musique qui lui est proposée, et exprime un certain plaisir esthétique. La stratégie thérapeutique mise en place pour Mnémé consiste alors à exploiter ces parties saines et l'élan affectif qu'elle manifeste pour vivifier ses capacités relationnelles et restaurer ses facultés émotionnelles.

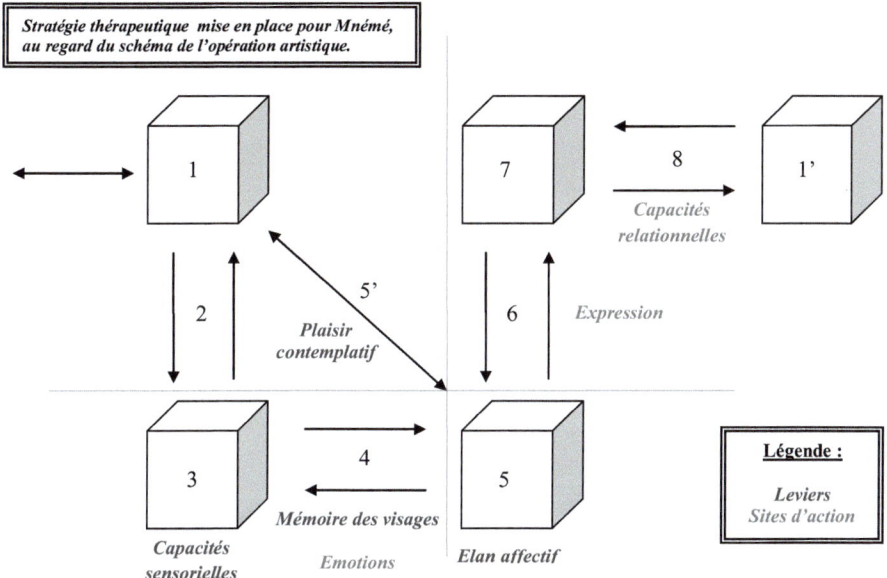

3. Une évaluation de la sociabilité et de l'émotivité de Mnémé est effectuée

a) Les faisceaux d'items de la relation et de la communication sont observés

La sociabilité et les dynamiques de la communication de Mnémé sont évidemment liées à la qualité de sa relation avec la personne en présence. Aussi, l'initiale des personnes présentées tout à l'heure (Akhéron, Cocyte, Léthé et Kharon) est-elle précisée entre parenthèses dans les histogrammes qui vont suivre.

Ces histogrammes, comme précédemment[84], sont construits par proportions, et dépeignent une « teinte » de la séance, inspirée de l'observation, chez Mnémé, de l'équilibre des dynamiques de la relation d'une part et de la communication d'autre part. Il s'agit de les considérer comme tels, et non comme de strictes quantifications.

Dans l'appréciation des dynamiques de la communication sont distinguées la dynamique de « réponse » et la dynamique de « proposition », ce vocable incluant les

---

[84] Cf. II.A.3.a) et II.B.3.b)

questions, invitations, remarques ou affirmations. Le caractère « timide » ou « affirmé » nuance chaque dynamique, notamment en termes d'intensité sonore ou de tonicité dans la parole, mais aussi en termes d'implication et d'assurance personnelles ressenties. L'épithète « latente », enfin, indique qu'une communication est établie, mais qu'elle ne s'exprime pas verbalement (écoute, regard, gestuelle, par exemple).

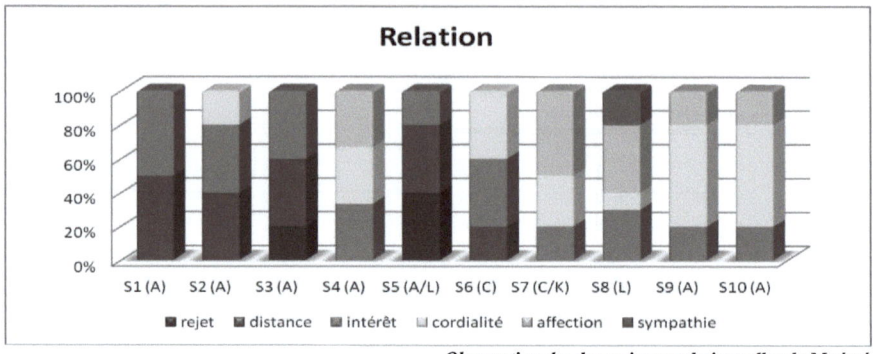

Observation des dynamiques relationnelles de Mnémé

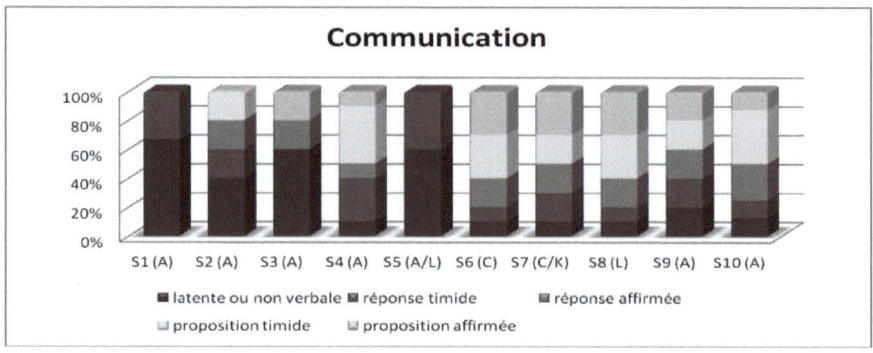

Observation des dynamiques de la communication de Mnémé

Sur ces deux histogrammes, disposés en vis-à-vis pour mieux en cerner les liens, nous pouvons constater une forme d'harmonisation à partir de la sixième séance, tandis que les cinq premières sont assez hétérogènes. La sociabilité de Mnémé, d'abord problématique, s'épanouit de manière remarquable dans la fin de sa prise en soin.

En séance 5, Mnémé est très perturbée par l'état dépressif de Léthé, à l'égard de qui elle semble se donner une responsabilité. Durant toute la séance, elle est inquiète, crispée, et ne participe quasiment pas. En séance 8, nous rendons visite à Léthé, qui refuse de s'alimenter et de quitter sa chambre. Mnémé lui témoigne de l'affection et de sympathie, cherche le dialogue, chante ou fredonne pour elle, l'embrasse en partant.

Avec Akhéron, la relation peine d'abord à s'établir ; il semble intimider Mnémé. Petit à petit, pourtant, une complicité se tisse entre eux, et une certaine affection se fait jour. En séance 3, Mnémé est anxieuse (selon elle, quelqu'un est entré chez elle sans sa permission) ; elle rejette une part des sollicitations, et communique de manière très tranchée.

En séance 4, plus de quinze jours après, Mnémé m'interpelle : « *Qu'est-ce que tu vas bien pouvoir nous chanter aujourd'hui ? »*. Elle reconnaît Akhéron, et ils se mènent l'un l'autre jusqu'à l'atelier, conversant sur le confort des fauteuils. En milieu de séance, Mnémé montre à nouveau de l'anxiété ; laissant Akhéron un instant, nous allons ensemble vérifier que sa chambre est en ordre, l'occasion pour elle de me présenter son univers, et de m'offrir un bonbon ! Le reste de la séance se passe dans une sereine cordialité. Dans les dernières séances, la relation de Mnémé et Akhéron va jusqu'à l'échange de plaisanteries : « *– J'peux pas m'marier avec toi, j'suis trop vieille / – Ah bon ? j'croyais qu't'avais 18 ans, moi ! »*

Cocyte est plus réservé qu'Akhéron ; il parle très peu, ne chante presque pas, mais siffle admirablement. Mnémé trouve dans cette autre relation une plus grande place pour s'exprimer, verbalement, mais aussi musicalement, et notamment en chantant. Lors de la sixième séance, alors que sa participation vocale a été particulièrement importante, elle confie son plaisir d'avoir chanté et ajoute même : « *Il faut que j'm'y mette* ».

A la fin de la septième séance, avec l'accord des deux protagonistes et celui du médecin, nous rendons visite à Kharon, hospitalisé en soins de suite (au rez-de-chaussée) depuis une dizaine de jours. Ce moment est très fort ; Mnémé est transfigurée par le bonheur de le retrouver. Elle est ce jour-là particulièrement expressive dans son émotion et dans son enthousiasme, et fait preuve notamment d'une étonnante facilité à chanter pour lui.

b) *Les expressions vocales et faciales sont particulièrement ciblées*

Dans les histogrammes suivants, l'on retrouve schématisé ce qui vient d'être exposé, en se plaçant plus spécifiquement sous l'angle des expressions vocales (cumul du temps de parole, et dynamiques de l'expression vocale *entonnée*, c'est-à-dire comportant des intonations) et des expressions faciales, le rire étant inclus dans ce dernier faisceau d'items, bien qu'il soit à la croisée de la vocalité et de la réaction corporelle.

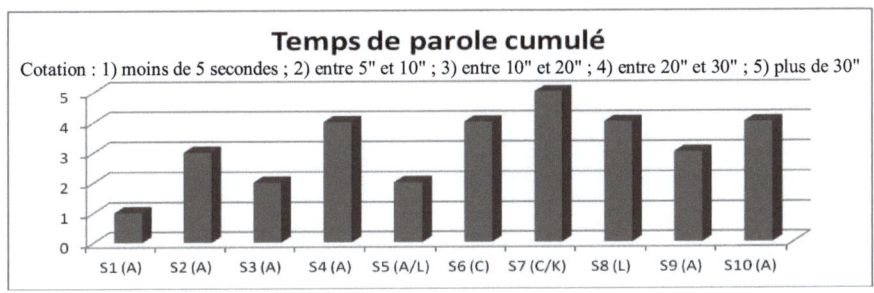

Estimation du temps de parole cumulé par séance

L'estimation du temps de parole cumulé offre un regard quantitatif sur l'expression verbale de Mnémé ; celle-ci est directement liée, évidemment, à la qualité de la communication et de la relation avec chaque personne en présence. Nous pouvons constater en effet une évolution parallèle à ce qui a été décrit précédemment.

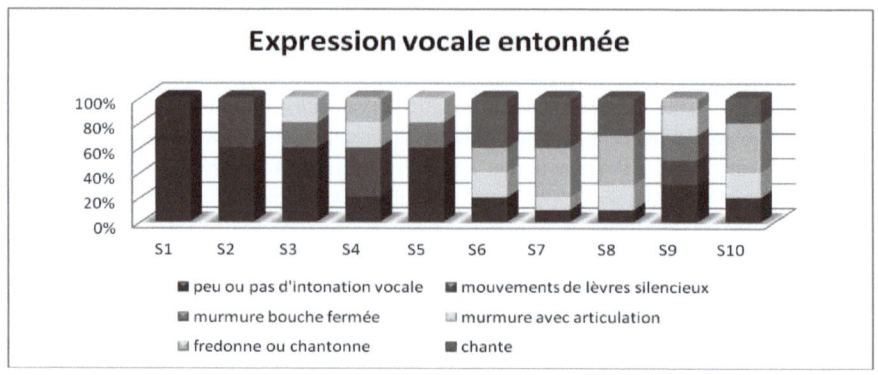

Observation de l'expression vocale entonnée de Mnémé

L'observation des expressions vocales entonnées, au-delà du langage, est certainement spécifique aux outils d'évaluation de l'art-thérapeute musicien. Dans le cas de Mnémé, ce type d'expression est un indicateur fort de son état thymique comme de son « aisance » relationnelle, de sa confiance et de son affirmation d'elle-même. L'évolution schématisée sur cet histogramme est présentée plus haut dans l'exposé des séances et des relations de Mnémé.

Précisons toutefois que le murmure est un son vocal empreint de souffle, entre chuchotement et voisement*. L'intonation est très imprécise, la tessiture* extrêmement réduite. Le fredonnement désigne une intonation plus précise, mais peu articulée, à la différence du chantonnement. Ces gestes vocaux restent dans une très faible intensité sonore. Relativisons enfin le verbe *chanter* : il s'agit, pour Mnémé, d'un geste vocal engagé, dont l'intonation et l'articulation sont assumées. Elle n'en est pas devenue soprano colorature !

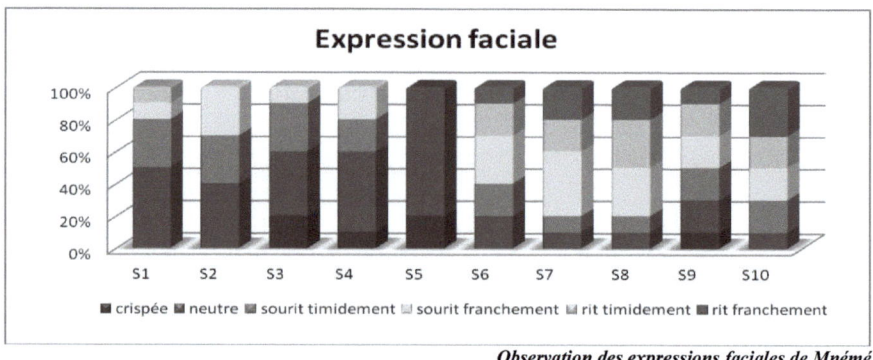

Observation des expressions faciales de Mnémé

L'expression faciale est un autre indicateur de l'état thymique. On peut constater ci-dessus que les expressions faciales de Mnémé sont loin de correspondre à une apathie sévère et permanente. Là encore cependant, relativisons : le « rire franc » indiqué n'est pas un éclat de rire tonitruant ! La crispation du visage, quant à elle, se traduit principalement par le froncement des sourcils et/ou le serrement des lèvres, des mâchoires. Enfin, la timidité ou la franchise du sourire et du rire sont déterminées par l'étirement des muscles zygomatiques, par l'ouverture des lèvres et de la bouche, et par le ressenti subjectif de leur spontanéité.

c) Ce type d'évaluation est critiquable

A travers ces observations, une approche assez fine de l'évolution de la sociabilité et de l'émotivité de Mnémé peut être conduite. Une approche cependant limitée et circonstanciée, puisque l'évaluation ne concerne que certains aspects, et s'étend sur une très courte durée. Comme pour Aédé et Mélété, cette évaluation ne relate qu'une partie de la prise en soin, bien qu'un exposé narratif, pour Mnémé, vienne la compléter.

d) Un bilan est effectué avec le médecin coordonnateur et avec l'équipe

Il serait présomptueux d'affirmer que l'art-thérapie seule a permis à Mnémé de sortir de l'apathie. L'arrivée de Kharon dans l'établissement a très certainement eu bien plus d'impact sur la *saveur existentielle* de Mnémé. Cela étant, l'organisation de séances en trio a permis de stimuler les capacités relationnelles de Mnémé, et la pratique musicale a nettement contribué à restaurer sa faculté à s'émouvoir, ce qui constituait l'objectif principal. L'équipe, le médecin coordonnateur et la psychologue ont constaté la quasi disparition de son apathie au début de l'été 2011. Mnémé est décédée en janvier 2012, après une courte période de glissement.

Conclusion de la deuxième partie

Cette expérience a produit des résultats encourageants

Pour les trois personnes présentées dans cette deuxième partie, les objectifs thérapeutiques ont été atteints, au moins temporairement. La pratique du chant, de l'harmonica et de l'improvisation a permis à Aédé de dynamiser ses capacités d'expression, de communication et de relation. L'écoute (réactionnelle et directionnelle) et les pratiques vocales (chant et technique vocale), pour Mélété, ont favorisé la revalorisation de son estime d'elle-même. Pour Mnémé, enfin, l'écoute (contemplative et réactionnelle), le chant, et la pratique instrumentale (tambour), ont participé à la restauration de ses facultés à s'émouvoir.

Au-delà des objectifs thérapeutiques principaux déterminés pour chacune d'entre elles, il est notable que l'implication relationnelle de ces trois personnes a été revigorée par leur prise en soin en art-thérapie. Dans le contexte spécifique d'une U.P.A.D. – à la fois lieu de vie et lieu de soin – ou dans l'anticipation de ce contexte, il semble évident que l'art-thérapie peut jouer un rôle majeur dans le bien-être et la saveur existentielle des personnes résidentes (ou futures résidentes), comme des équipes soignantes, qui d'une certaine façon vivent le quotidien à leurs côtés.

Enfin, la prise en soin de personnes présentant un stade avancé de D.T.A. a occasionné d'autres questionnements, qui ont enrichi très largement notre stage pratique. Avec certaines de ces personnes, présentant une aphasie très avancée ou des syndromes psychotiques, déambulant ou totalement dépendantes physiquement, la relation tissée dans la prise en soin a été particulièrement intense, et les effets de la musique tout à fait remarquables. La musique elle-même, et l'art-thérapie à dominante musicale, peuvent avoir une influence positive à tous les stades de la dégénérescence, y compris lorsque le décès semble imminent.

51

Relativisons et critiquons l'expérience et ses résultats

Il convient de bien considérer, tout d'abord, que la durée de l'expérience qui vient d'être relatée (moins de cinq mois pour Aédé et Mélété, moins de trois mois pour Mnémé) d'une part, et la nature même de la pathologie (la démence neurodégénérative) d'autre part, ne permettent pas de tirer des conclusions définitives, ni sur l'évolution des personnes prises en soin, ni sur les bienfaits de l'art-thérapie, et encore moins sur leur pérennité. Un suivi plus long permettrait d'évaluer à long terme les apports de l'art-thérapie pour ces personnes. Gardons cependant à l'esprit que ces apports sont majoritairement palliatifs, et non curatifs.

L'implication des équipes et des proches de la personne suivie fait l'objet d'une réflexion dans la prise en soin en art-thérapie[85]. L'accompagnement vers une meilleure connaissance de l'art-thérapie est propice à un regard différent sur la personne malade, à une convergence autour d'elle qui la dissocie de sa pathologie et restaure son statut d'être humain.

La gratitude exprimée par les proches des patients et l'intérêt du personnel médical et paramédical ont émaillé notre expérience, mais notre capacité à impliquer les soignants de l'unité est restée limitée. La rotation des équipes, des difficultés de coordination et un manque d'initiative peuvent être incriminés. Une session de sensibilisation à l'art-thérapie devrait être à la base de l'intégration d'un art-thérapeute – y compris stagiaire – dans une unité.

La question de la continuité, d'une « rémanence », des états thymiques et de la qualité de l'implication relationnelle induits (tout ou partie) par les séances d'art-thérapie est une préoccupation importante dont nous n'avons certainement pas assez tenu compte : qu'y a-t-il avant la séance, et après la séance ? Comment sont reliés le temps *extraordinaire* de l'atelier et le temps *ordinaire* de la vie dans l'unité ? Fabrice Chardon, art-thérapeute musicien auprès de personnes démentes, et docteur en psychologie, inclut dans ses observations et évaluations les temps de salutation, de trajet vers l'atelier, puis de retour et de séparation[86].

Soulignons enfin qu'une des problématiques de l'art-thérapie est de s'inscrire dans une objectivité scientifique tout en demeurant dans des champs d'intervention éminemment subjectifs : l'Art et l'Être Humain. Il est complexe, dans l'observation et dans l'évaluation, de déterminer des éléments objectifs, quantifiables. La multiplicité des éléments subjectifs (concernant la personne, l'art-thérapeute, la relation entre eux, l'environnement humain ou matériel, le temps lui-même, qui passe ou qu'il fait), invite à ne jamais exclure la part nécessaire de la subjectivité. Claire Oppert, art-thérapeute musicienne en soins palliatifs, a traité cette passionnante question, notamment à l'aune de la philosophie[87].

Nous pouvons envisager – sur un plan complémentaire – que l'essor des disciplines neuroscientifiques, l'intérêt des chercheurs pour les effets de l'Art sur le cerveau humain, et les progrès de l'imagerie cérébrale notamment, permettent dans un futur proche d'apporter à l'art-thérapie d'excellents outils d'objectivation. C'est précisément l'éclairage mutuel de l'art-thérapie et des neurosciences qui sera discuté dans la partie qui suit.

---

[85] Cf. par exemple DIAS, Nadia : *L'art-thérapie permet de raviver la saveur existentielle de personnes âgées Alzheimer en exploitant l'esthésie et la mémoire affective et en impliquant les familles dans le programme de soin*, Mémoire de D.U. d'Art-thérapie, Faculté de Médecine de Tours, 2011

[86] CHARDON, Fabrice : *Evaluation des effets d'une pratique d'art-thérapie à dominante musicale auprès de personnes démentes séniles*, thèse de Doctorat, Université de Savoie, ANRT (diff.), 2010

[87] Cf. Annexe B, et : OPPERT, Claire : *Une expérience d'art-thérapie à dominante musicale dans une unité de soins palliatifs*, Mémoire de D.U. d'art-thérapie, Faculté de Médecine de Tours, 2011.

III. Dans l'approche thérapeutique des D.T.A., les neurosciences et l'art-thérapie pourraient mutuellement s'éclairer

Introduction à la troisième partie

Le cerveau est étudié et traité depuis l'aube de l'Humanité

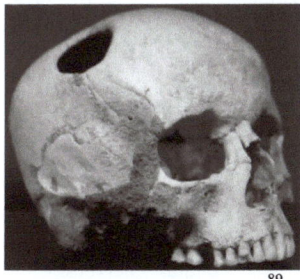

Les premières sources attestant l'intérêt d'une « proto-médecine » pour le cerveau sont des crânes préhistoriques trépanés, le « patient » ayant survécu.

Un papyrus égyptien, dit *papyrus chirurgical d'Edwin Smith*, de 2500 av. JC, semble être le premier écrit traitant de chirurgie cérébrale que l'on ait retrouvé.

Des dissections de Gallien (fin du IIème s.) aux neurosciences (fin du XXème s.), l'étude du cerveau passionne les chercheurs à travers l'Histoire[88].

Crâne trépané (3500 av. J.C.) [89]

Les neurosciences proposent des voies nouvelles d'exploration fonctionnelle

La vitesse prodigieuse à laquelle se sont développées les neurosciences dans les 60 dernières années est sans précédent. L'imagerie, notamment, s'est perfectionnée grâce aux technologies numériques, permettant aujourd'hui d'observer en temps réel le fonctionnement du cerveau, et d'explorer avec précision les différentes zones et strates qui le constituent.

L'art-thérapie propose un modèle complet d'exploration de l'opération artistique

L'art-thérapie, née également dans la fin du XXème siècle, est aujourd'hui une discipline ayant une vocation scientifique autant qu'humaniste. Elle propose un modèle d'exploration et de compréhension du phénomène et de l'opération artistiques qui met en lumière les potentiels thérapeutiques de l'Art pour l'Etre Humain.

Ces deux disciplines pourraient œuvrer de concert dans la prise en soin des D.T.A.

Les démences et les états altérés de la conscience intéressent conjointement l'Art et la Médecine, là encore, dans toute l'histoire de l'humanité. Notre hypothèse est que l'art-thérapie et les neurosciences peuvent mutuellement s'éclairer, offrant à la Médecine de nouveaux outils thérapeutiques, et à l'Art une meilleure objectivité quant à ses effets et à ses potentiels, dans l'approche et dans la prise en soin des personnes atteintes de démences.

A. Les neurosciences étudient le fonctionnement du cerveau

1. Les neurosciences englobent différentes spécialités

Dans l'expression française de *neurosciences* (au singulier chez les Anglo-Saxons), plusieurs disciplines peuvent être distinguées, telles que la neurologie, la neuroanatomie, la neurophysiologie, la neuroendocrinologie, etc. Depuis les années 1970 environ, ces disciplines distinctes sont regroupées pour privilégier une approche *fonctionnelle* : pluri-,

---

[88] PARENT André : *Histoire du cerveau*, 2009
[89] Muséum d'Histoire Naturelle, Lausanne.

inter- et trans-disciplinaire[90]. De nouvelles spécialités, sous l'égide de ce type d'approche, ont vu le jour plus récemment, telles que les neurosciences cognitives, les neurosciences sociales, la neuropsychologie, la neurolinguistique, ou encore la neuromusicologie.

L'éventail des possibilités ouvert par les neurosciences semble infini, ce qui donne lieu à des recherches de plus en plus poussées (par exemple sur la conscience, sur la foi, sur les émotions ou sur les sentiments amoureux)[91], et parfois à quelques controverses légitimes[92] : peut-on vraiment tout comprendre et tout expliquer par les mécanismes neurobiologiques ?!

2. Les techniques d'exploration sont de plus en plus performantes[93]

Dans la décennie 1970-1980 apparaissent les premières techniques d'imagerie, impulsant un nouvel essor de la cartographie cérébrale (déjà amorcée précédemment de manière histologique, notamment par Korbinian Brodmann) et de l'exploration fonctionnelle.

Quatre techniques principales sont aujourd'hui utilisées : l'**électroencéphalographie** (EEG), qui montre l'activité électrique induite par les cellules nerveuses, la **magnétoencéphalographie** (MEG), qui mesure la trace magnétique de l'activité cérébrale, la **tomographie par émission de positrons** (TEP ou PET-scan), basée sur les modifications du débit sanguin, et impliquant l'injection de marqueurs radioactifs, et l'**imagerie par résonance magnétique fonctionnelle** (IRMf), qui reflète le taux d'oxygénation du sang dans le cerveau.

Ces techniques sont souvent combinées ; elles ont chacune des avantages et des inconvénients, en termes de résolution spatiale et temporelle, et sont plus ou moins invasives. Une cinquième technique, la mesure du **signal optique lié à l'événement** (en anglais : event-related optical signal : EROS), est en plein développement depuis une dizaine d'années. Elle enregistre les modifications des propriétés optiques des cellules nerveuses avec une excellente résolution temporelle, permettant une observation fonctionnelle en temps réel.

3. Les neurosciences s'intéressent notamment à la cognition

Le terme de cognition* désigne d'abord l'ensemble des fonctions de connaissance et de reconnaissance engagées dans l'esprit humain : apprentissage, mémoire, capacités de raisonnement ou de décision. Par extension, la cognition recouvre également les processus impliquant l'attention, la perception, ou les émotions. Les mécanismes cognitifs sont un des champs d'investigation privilégiés par les neurosciences[94].

Longtemps opposées, la raison et l'émotion sont aujourd'hui réconciliées. Il est démontré scientifiquement, par exemple, que la qualité d'un apprentissage est intimement liée aux émotions ressenties lors de cet apprentissage. Ce qui était – depuis un certain temps – intuitivement avancé par la psychologie ou par la pédagogie se trouve désormais étayé grâce aux travaux des neuroscientifiques, et notamment du chercheur Antonio Damasio[95].

---

[90] PURVES, Dale, et al. : *Neurosciences*, 2011, introduction.
[91] DAMASIO, Antonio : *Le sentiment même de soi*, 1999 ; *L'autre moi-même*, 2010 ; EDELMAN, Gérard M. : *Plus vaste que le ciel*, 2004 ; MARMION, Jean-François : *Chercher Dieu dans le cerveau*, 2011 ; BOHLER, Sébastien : *Croire en Dieu modifie le cerveau*, 2009
[92] TABARD (pseudonyme) : *L'obscurantisme triomphant des neurosciences*, 2011
[93] CARTER, Rita, et al. : *Le grand Larousse du cerveau*, 2010 ; Wikipédia : article « imagerie cérébrale ».
[94] PURVES, Dale, et al. : *Neurosciences*, 2011, chap. 11, 12, 13, 24, 27, 29, 31
[95] DAMASIO, Antonio R. : *L'erreur de Descartes*, 1995 ; *Spinoza avait raison*, 2003

Dans bien d'autres domaines (linguistique, comportement, motricité, etc.), les neurosciences cognitives croisent les regards de la psychologie ou de la pédagogie, souvent en les renforçant, parfois en s'y heurtant. L'exploration de l'inconscient, par exemple, est un sujet de débat entre les neurosciences et les différents courants psychanalytiques.[96]

4. Les neurosciences s'intéressent également à l'Art, et à la musique

Que ce soit sous l'angle de la créativité, en tentant d'expliquer les processus créatifs des artistes à l'aune de leur état mental et de leur fonctionnement cérébral[97], ou bien sous l'angle de la réceptivité, en observant les réactions du cerveau à différents stimuli visuels ou sonores, les neurosciences se sont également engagées dans des recherches sur les relations entre l'Art et le cerveau, sur les émotions esthétiques, sur la perception de la Beauté[98]…Un campus universitaire dédié conjointement aux arts et aux neurosciences pourrait d'ailleurs voir le jour prochainement à Genève[99].

« Jusqu'à un Symposium de Neurologie réuni à Vienne il y a déjà six ans, on ne savait rien de ce qui se passe dans le cerveau du musicien ou de son auditeur », écrit la psychiatre Jacqueline Renaud… en 1979[100]. En quarante ans, les « neurosciences musicales » ont considérablement progressé, que ce soit au sujet de la perception, des émotions, de la mémoire, de la motricité, du comportement, ou du potentiel thérapeutique de la musique…

Il n'y a pas lieu ici de faire un exposé exhaustif et détaillé des ouvrages de neurosciences ayant trait à la musique, aussi passionnants et/ou complexes soient-ils ; nous nous contenterons donc de présenter brièvement les auteurs suivants, suggérant la lecture des ouvrages mentionnés en bibliographie : **Isabelle Peretz**, **Robert J. Zatorre** et **Daniel Levitin** (Montréal), qui s'intéressent à la musique dans ses rapports aux neurosciences cognitives et comportementales ; **Oliver Sacks** (New York), dont les travaux relient la sensorialité, les arts, et les maladies neurologiques ; **Bernard Lechevalier**, **Hervé Platel** et **Francis Eustache** (Caen), qui étudient la perception et la mémoire musicales, dans leurs effets sur la plasticité cérébrale en particulier ; **Jean Vion-Dury** (Marseille), qui a publié nombre d'articles sur l'expérience esthétique et musicale, à l'aune de la neurologie ; **Pierre Lemarquis** (Toulon), qui met en lien la neuromusicologie et la psychologie, notamment chez le sujet âgé.

B. L'art-thérapie s'intéresse particulièrement aux mécanismes humains impliqués dans l'opération artistique

Comme nous l'avons exposé en première partie, l'outil central de l'art-thérapie est une compréhension affinée du phénomène et de l'opération artistiques, c'est-à-dire de l'organisation des mécanismes humains impliqués en Art, compréhension mise au service d'une stratégie thérapeutique adaptée à chaque personne prise en soin, en fonction de son histoire de vie, de son anamnèse médicale, de son état de base, et de ses intentions esthétiques.

---

[96] TESTARD-VAILLANT, Philippe : *Freud est-il soluble dans les neurosciences ?*, 2006
[97] DIEGUEZ, Sebastian : *Maux d'artistes*, 2010
[98] BELZUNG, Catherine : *Biologie des émotions*, 2007, pp. 433-442
[99] BRADLEY, Simon : *Jonction entre arts et neurosciences à Genève*, 2011
[100] RENAUD, Jacqueline (Dr.) : *L'énigme du don musical*, 1979

1. L'art-thérapie s'intéresse au corps comme à l'esprit, à l'expression, à la communication et à la relation

L'art-thérapie s'adresse à la personne tout entière, aux plans physique, sensoriel et moteur, aux plans psychique, intellectuel et spirituel, mais aussi aux plans relationnel, familial, et social. L'expression, la communication et la relation sont incontestablement des facteurs essentiels de l'équilibre psychosocial, et leurs troubles font partie des affections principales pour lesquelles l'art-thérapie est indiquée.

Comme nous l'avons vu en deuxième partie pour Aédé, Mnémé et Mélété, ces troubles ont un poids particulièrement important chez les personnes atteintes de D.T.A. Dans la prise en soin de ces personnes, le maintien et la dynamisation de l'expression, de la communication et des capacités relationnelles sont les éléments clés d'une amélioration de la saveur existentielle, de l'estime de soi et de la sociabilité, malgré – pour la plupart – d'immenses difficultés d'ordre phasique et/ou thymique, difficultés que l'Art est de nature à pallier.

2. Plusieurs disciplines artistiques peuvent être proposées dans la prise en soin en art-thérapie des personnes atteintes de D.T.A.

Dans le cadre du D.U. d'art-thérapie de la Faculté de Médecine de Tours, un nombre grandissant de mémoires sur la prise en soin en art-thérapie de personnes atteintes de D.T.A. ont été soutenus et validés. Nous avons sélectionné douze des plus récents travaux, afin d'être en mesure de proposer une vision suffisamment large des possibilités et des propositions[101].

Le tableau suivant présente ces douze mémoires, et fait apparaître l'éventail des dominantes artistiques proposées. Le diagramme accolé en synthétise les proportions.

Auteurs	Dominantes artistiques	Année	
BERNARD, Angélique	Chant / Musique	2010	
BRETON, Agathe	Arts plastiques / Musique	2010	
DIAS, Nadia	Ecriture / Arts plastiques	2011	
FUZEAU, Céline	Danse	2008	
LANDRAULT, Valérie	Arts plastiques[102]	2005	
LORD, Pascale	Photographie	2011	
MARTIN, Danièle	Poésie / Arts plastiques	2007	
MATTHIEU, Charlène	Arts plastiques	2009	
PERRET, Catherine	Arts plastiques	2008	
PORTE, Pauline	Enregistrement /Arts plastiques	2010	
TUAL, Myriam	Musique	2010	
VILAIN, Isabelle	Art postal	2011	

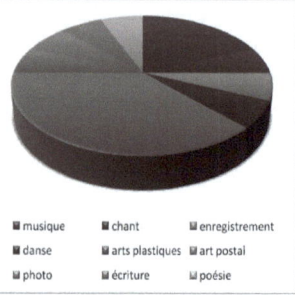

■ musique ■ chant ■ enregistrement
■ danse ■ arts plastiques ■ art postal
■ photo ■ écriture ■ poésie

Tableau synthétique des mémoires sélectionnés, et diagramme des dominantes artistiques

Nous pouvons constater une large représentation des arts plastiques (qui se déclinent en plusieurs techniques), et une proportion non négligeable d'activités sonores, si on regroupe la musique et le chant, et qu'on y associe la danse et l'enregistrement (bien que Pauline Porte accorde plus à ce dernier une valeur de souvenir, de lien, que de trace à caractère artistique).

Le travail de Céline Fuzeau sur la danse (notamment les danses dites *de salon* et la danse contemporaine) a été conduit auprès de personnes présentant des stades différents de

---

[101] Signalons que le mémoire de D.U. (2002) et la thèse de Doctorat de Fabrice Chardon (2010), citée comme exemple en conclusion de notre deuxième partie) ne figurent pas dans cette liste comparative.
[102] Signalons également que le mémoire de Valérie Landrault porte aussi sur la maladie de Parkinson.

D.T.A., et peut grandement intéresser l'art-thérapeute musicien, tout comme l'expérience de Danièle Martin avec la poésie, entre expression sonore et expression littéraire.

Le mémoire très complet de Nadia Dias, plasticienne, expose des prises en soin s'appuyant notamment sur la méthode dite de la *Validation*[103] ; dans l'une de ses études de cas, la personne prise en soin entre d'abord dans l'expression écrite, autobiographique puis imaginaire, pour s'orienter ensuite vers la couleur et les formes. Nadia Dias conduit en outre une réflexion sur l'éthique et sur l'implication des familles dans le processus thérapeutique.

Enfin, soulignons l'originalité des démarches de Pascale Lord et d'Isabelle Vilain. La première prolonge son travail d'art-thérapeute photographe dans le tissu culturel local, hors les murs du lieu de soin, et la seconde propose un art « postal », alliant l'écriture épistolaire, la calligraphie et les arts plastiques (collage, illustration…)

3. Les différentes expériences peuvent être comparées selon leurs objectifs

Dans le tableau récapitulatif suivant, les mémoires sélectionnés sont présentés selon les principaux objectifs thérapeutiques énoncés. Ils se recoupent, et mettent en évidence l'importance de la sociabilité, de la saveur existentielle (dont l'amélioration de l'estime de soi et l'atténuation de l'anxiété font partie), et de la préservation des capacités résiduelles.

Auteurs	Objectifs principaux énoncés
BERNARD, A.	Mobiliser les capacités résiduelles, combattre le repli sur soi, améliorer l'estime de soi
BRETON, A.	Revigorer la qualité existentielle
DIAS, N.	Restaurer l'affirmation et la confiance en soi, raviver la saveur existentielle, réduire l'angoisse et le repli sur soi, développer les liens sociaux, maintenir les capacités
FUZEAU, C.	Améliorer la qualité existentielle et réduire l'anxiété, faciliter l'intégration et améliorer la qualité des relations, revaloriser l'image de soi, stimuler les fonctions cognitives
LANDRAULT, V.	Stimuler la cognition et améliorer l'estime de soi
LORD, P.	Maintenir les facultés relationnelles, restaurer l'estime de soi et la confiance en soi, atténuer les troubles de l'humeur, l'apathie et l'anxiété
MARTIN, D.	Améliorer l'estime de soi
MATTHIEU, C.	Réduire l'anxiété
PERRET, C.	Améliorer la qualité existentielle
PORTE, P.	Stimuler les fonctions cognitives et l'expression verbale
TUAL, M.	Restaurer l'estime de soi, diminuer le repli sur soi, réactiver les émotions
VILAIN, I.	Améliorer la qualité existentielle et l'affirmation de soi

4. Ces mémoires peuvent être comparés selon le thème de leurs discussions

La troisième partie des mémoires ouvre une porte sur les recherches et réflexions personnelles de leurs auteurs. La variété des sujets de discussion, récapitulée dans le tableau ci-après, montre bien la pluralité des enjeux que peut recouvrir l'art-thérapie exercée auprès des personnes atteintes de D.T.A.

La comparaison entre différentes techniques artistiques, ou entre différentes professions, apparaît plusieurs fois. L'analyse de la pratique occupe également une grande proportion de l'échantillon que nous avons choisi. A notre connaissance, aucun mémoire n'a exposé de réflexion sur les rapports entre neurosciences et art-thérapie, bien que la plupart des expériences auprès de personnes atteintes de D.T.A. mentionnent, évidemment, les aspects neurologiques de ces pathologies.

---

[103] FEIL, Naomi : *La Validation*, 2005

Auteurs	Thèmes des discussions
BERNARD, A.	Comparaison de professions : animateur socioculturel et art-thérapeute
BRETON, A.	Potentiels et limites de l'art-thérapie quant à la qualité de vie
DIAS, N.	Ethique et implication des familles dans le programme de soin
FUZEAU, C.	Mise en regard des différents styles de danse (de salon, contemporaine, danse contact) et des différents stades de D.T.A.
LANDRAULT, V.	Analyse et critique de sa pratique, effets de l'institutionnalisation sur la personne, Comparaison de dominantes : musique (F. Chardon) et danse (M.-H. Jospitre)
LORD, P.	Prolongation vers un projet artistique fédérateur et à caractère public
MARTIN, D.	Comparaison de dominantes : poésie, conte et arts plastiques
MATTHIEU, C.	Analyse et critique de sa pratique, Comparaison avec une pratique de musicothérapie (S. Guétin)
PERRET, C.	Bénéfices de la « relation de soin » en tant qu'objet de soin
PORTE, P.	Analyse et critique de sa pratique, Apports de l'art-thérapie au regard des besoins de la personne
TUAL, M.	Comparaison entre l'atelier d'animation et l'atelier d'art-thérapie
VILAIN, I.	L'art postal comme catalyseur des relations de la personne et de son entourage

C. L'art-thérapie et les neurosciences peuvent mutuellement s'éclairer

1. Les neurosciences peuvent éclairer l'art-thérapie sur les fonctions cérébrales impliquées par et dans l'activité artistique

Mieux cerner les processus neurophysiologiques et neuropsychologiques engagés dans la sensorialité, dans l'émotion, dans la cognition, ou dans la motricité, et – surtout – mieux comprendre leurs liens, leurs potentiels d'interaction, offre à l'art-thérapie un éclairage fonctionnel sur quelques mécanismes impliqués par et dans l'activité artistique. Ce qui relevait précédemment d'une appréhension intuitive se trouve – au moins en partie – démontré scientifiquement.

La découverte de Giacomo Rizzolatti (Parme), à la fin des années 1990, d'une activation des neurones du cortex prémoteur d'un être humain observant l'action réalisée par un autre, ouvre, par exemple, des perspectives de compréhension des phénomènes d'imitation, particulièrement importants dans l'apprentissage, notamment au plan du langage, du développement moteur, et du comportement. Ces cellules nerveuses, dites « neurones miroirs » seraient également impliquées dans la communication et dans les relations, ce qui suscite autant d'excitation chez les neuroscientifiques que de débats...[104]

2. L'éclairage des neurosciences est limité, et ne couvre pas l'ensemble des champs d'action de l'art-thérapie

Bien que l'essor des neurosciences, et leur association aux sciences humaines, soient tout à fait remarquables, dans leur ampleur comme leur vitesse de progression, il convient de rappeler que – au moins pour le moment, et c'est heureux – les neurosciences sont encore loin de pouvoir décrypter complètement les mécanismes humains impliqués en Art.[105]

« Ce n'est pas parce qu'une activité sollicite un réseau cérébral qu'elle peut se limiter ou bien être réduite à l'activité de ce réseau. Cela signifie simplement que ce réseau participe à l'activité en question, en fournissant au sujet les ressources utiles pour la réaliser »,

---

[104] RIZZOLATTI, Giacomo : *Les neurones miroirs*, 2007 ; PURVES, Dale, et al. : *op.cit.*, pp. 445-446
[105] cf. VION-DURY, Jean : *Les neurosciences et la musique : un bilan problématique* (non daté), et autres articles publiés en ligne.

explique le professeur Catherine Belzung, docteur en neurosciences, dans la conclusion de *Biologie des émotions.*[106]

L'art-thérapie considère la perception, l'émotion, la mémoire, la cognition, l'intention, l'imitation, l'invention, la motricité, l'expression, la communication, la relation, et toutes les « activités » corrélées, comme éminemment *humaines*, liées à un *être* et à une *personne*, dans ses qualités physiques, psychiques et socioculturelles. Le vécu et l'expérience, le sentiment et l'intelligence, la relation au monde, ont en art-thérapie une importance, une résonance, qui dépassent de loin les fonctionnalités électrochimiques intracrâniennes...

Citons ici Erwin Straus, considéré comme précurseur de la « neurophénoménologie » : « *c'est l'homme qui pense et non le cerveau. Ce sont les hommes et les animaux qui voient et entendent, et non la rétine et l'organe de Corti. L'expérience vécue n'est pas un surcroît foncièrement superflu qui viendrait se greffer sur un système nerveux qui fonctionnerait aussi bien sans conscience ; les êtres doués d'expérience vécue possèdent une relation privilégiée au monde et ne peuvent accomplir leur existence qu'au sein de cette relation* »[107]

3. L'art-thérapie peut éclairer les neurosciences sur les mécanismes humains impliqués dans l'opération artistique et sur leurs potentiels thérapeutiques

L'art-thérapie peut offrir aux neurosciences un regard qui lie entre elles les différentes strates de l'« Être en Art », et suggère une réflexion non plus en termes d'implication de réseaux neuronaux dans une activité donnée, mais en considérant l'influence sur les connexions fonctionnelles du contexte socio-environnemental et socio-culturel dans lequel l'activité artistique s'inscrit.

Ce type d'approche est aujourd'hui adopté par certains chercheurs[108], mais la recherche pourrait certainement être développée, et porter – en particulier pour l'activité musicale – sur les incidences de la pratique collective, de la maîtrise sensori-motrice d'un instrumentiste, ou de sa maîtrise stylistique d'une œuvre donnée.

Elle pourrait, par exemple, étudier l'activité cérébrale concomitante des musiciens d'un quatuor, et apprécier les ressemblances et les différences fonctionnelles entre le premier violon et le violoncelliste, dans un mouvement lent puis dans un mouvement rapide, ou encore entre l'activité neurale impliquée pour interpréter le 1er quatuor de Mozart (K. 80 – 1770) et celle impliquée dans la création[109] du 8ème de Nicolas Bacri (Op. 112 – 2008-09)...

Les neurosciences cognitives pourraient ainsi trouver un éclairage dans le modèle de l'opération artistique et envisager sous l'angle de la neurologie fonctionnelle l'interaction des mécanismes humains impliqués en Art et, pour revenir à l'art-thérapie, les capacités de contournement ou de levier thérapeutiques que cette interaction peut recouvrir.

L'implication des émotions dans l'apprentissage, dont il a déjà été question, peut être un exemple. Le levier d'une expression artistique canalisée et valorisée pour atténuer l'anxiété et restaurer une qualité relationnelle en est un autre ; le contournement de l'aphasie par la mélodie et le rythme, un troisième[110].

---

[106] BELZUNG, Catherine : *Biologie des émotions*, 2007, p. 441
[107] STRAUS, Erwin W. : *Du sens des sens*, 2000 (rééd.), p. 195
[108] Cf. notamment MANNES, Elena : *L'instinct de la musique*, 2011
[109] Le terme de création est employé en musique comme signifiant « première exécution publique ».
[110] *Thérapie mélodique et rythmée*, in « Bulletin de la communauté suisse de travail pour l'aphasie », 1996

4. L'éclairage de l'art-thérapie est limité

Si aujourd'hui l'art-thérapie peut difficilement ignorer les avancées des neurosciences, la réciprocité n'est pas forcément de mise. L'immensité du champ d'investigation des neurosciences est telle qu'elles happent bien vite les apports d'autres disciplines, gouttes d'eau qui viennent abreuver leur océan.

Cela étant, et au vu notamment des travaux en neuromusicologie ou neuropsychologie musicale, les modèles avancés par l'art-thérapie (mais aussi par d'autres disciplines : pédagogie, orthophonie, psychologie), se trouvent souvent validés par les neuroscientifiques, et méritent d'être considérés comme « éclairants ».

5. L'art-thérapie et les neurosciences peuvent interférer, notamment dans la prise en soin des personnes atteintes de D.T.A.

Les aspects neuroanatomiques et neuropathologiques des D.T.A. sont de mieux en mieux observés. Les chercheurs s'intéressent en particulier à la localisation des plaques amyloïdes et des dégénérescences neurofibrillaires dans leurs rapports aux manifestations comportementales ou cognitives observées chez les personnes atteintes de D.T.A.

Certains travaux mettent en évidence l'influence des émotions et de la pratique musicales sur la plasticité cérébrale[111], et l'effet neurostimulant de la musique dans le vieillissement (ordinaire ou pathologique)[112]. Les potentiels thérapeutiques de la musique, notamment au plan moteur dans la maladie de Parkinson, et aux plans phasique et mnésique dans les D.T.A., sont attestés par la communauté scientifique.[113]

Le Professeur Hervé Platel a montré, par exemple, que les personnes atteintes de D.T.A. peuvent développer de nouvelles capacités d'apprentissage et de reconnaissance grâce aux stimuli sensoriels qu'occasionnent les pratiques artistiques et la mise en présence d'œuvres d'art, qu'elles soient picturales ou musicales. Les malades « oublient qu'ils oublient... »[114]

Un ouvrage récent du neurologue Antoine Lejeune, en collaboration avec Isabelle Ducloy, musicothérapeute, et Marie-Odile Desana, Présidente de *France Alzheimer*, offre un témoignage remarquable sur les potentiels thérapeutiques de la musique et du mouvement pour les personnes atteintes de D.T.A. Au-delà, il marque la rencontre de trois regards s'éclairant mutuellement : le neuroscientifique, l'art-thérapeute, et le responsable associatif.[115]

Les chapitres précédents nous ont permis d'expliquer les potentiels et les limites des apports mutuels de l'art-thérapie et des neurosciences. Il s'agit désormais de synthétiser de notre mieux la multiplicité des « domaines-passerelles » qui peuvent relier les deux disciplines, et de rattacher cette réflexion à la prise en soin des personnes atteintes de D.T.A.

Pour ce faire, le tableau suivant mettra en vis-à-vis l'art-thérapie et les neurosciences, en fonction de leurs implications dans des « domaines », ou « champs d'investigations », classés en trois catégories : ceux qui relèvent de l'opération artistique, tout d'abord, ceux qui ont trait à la médecine, ensuite, et ceux qui, pour finir, concernent particulièrement les D.T.A.

---

[111] LEMARQUIS, Pierre : *Sérénade pour un cerveau musicien*, 2009, pp. 47-55
[112] Cf. Annexe C
[113] PLATEL, Hervé (et al.) : *Le cerveau musicien*, 2011, pp. 291-303 ; SACKS, Oliver : *Musicophilia*, 2007, chap. 15, 16, 20, 29
[114] Cf. Annexe D, et AMPA : conférence et interview d'Hervé PLATEL, 2011
[115] LEJEUNE, Antoine, et al. : *Musique, Mouvement et Maladie d'Alzheimer*, 2011

Domaines	Art-thérapie	Neurosciences
Opération artistique		
Histoire de vie de la personne	+	+/–
Contexte socioculturel	+	–
Rayonnement de l'œuvre d'art[116]	+	+/–
Captation sensorielle	+	+
Emotion	+	+
Mémoire	+	+
Intelligence et raisonnement	+	+/–
Culture personnelle	+	+/–
Intention esthétique	+	–
Elan moteur	+	+
Expression	+	+/–
Technicité artistique	+	+/–
Production artistique	+	–
Communication	+	+/–
Exposition artistique[117]	+	–
Relation	+	+/–
Médecine		
Anatomie	+/–	+
Biologie	+/–	+
Biochimie	–	+
Physiologie	+/–	+
Histologie	–	+
Etiologie	–	+
Physiopathologie	–	+
Sémiologie	+/–	+
Diagnostic	–	+
Thérapeutique	+	+
Psychologie[118]	+	+
D.T.A.		
Anamnèse médicale	+/–	+
Médication	+/–	+
Troubles physiques ordinaires du vieillissement	+/–	+/–
Troubles psychiques ordinaires du vieillissement	+	+
Troubles sociaux ordinaires du vieillissement	+	–
Troubles mnésiques	+	+
Troubles de l'orientation	+/–	+/–
Aphasie	+	+
Apraxie	+	+/–
Agnosie	+	+
Troubles de la confiance en soi	+	–
Troubles de l'affirmation de soi	+	–
Troubles de l'estime de soi	+	–
Troubles de l'humeur	+	+
Troubles du comportement	+/–	+
Troubles sensoriels	+	+
Troubles moteurs	+	+
+ : implication majeure ; +/– : moindre implication ; – : implication anecdotique		

Tableau comparatif des implications de l'art-thérapie et des neurosciences

---

[116] Cf. p. 21 : le « canal » de rayonnement est la manière dont la personne est en relation avec l'œuvre d'art.

[117] Id. ; traitement « mondain » : processus et conditions dans lesquels l'œuvre est livrée au monde extérieur.

[118] NB : il ne s'agit pas ici de la psychologie en tant que discipline, mais en tant que domaine associé à la médecine ; citons à ce sujet Jean Starobinski (*Histoire de la Médecine*, 1963, p. 6) : « *L'acte médical comporte donc un double aspect : d'une part les problèmes du corps et de la maladie (...) ; d'autre part, le rapport thérapeutique* [qui] *s'établit entre deux personnes.* » ; cf. également wikipedia, article « médecine ».

Conclusion de la troisième partie

Dans la prise en soin des personnes atteintes de D.T.A, l'art-thérapie et les neurosciences partagent un certain nombre de préoccupations

L'intérêt porté à l'Art par les neuroscientifiques, et notamment aux effets de la musique, est patent. A l'inverse, le formidable essor des neurosciences ne peut laisser l'art-thérapie indifférente. Dans la prise en soin des personnes atteintes de D.T.A., nombreux sont les domaines partagés par les deux disciplines.

Les éclairages mutuels de l'art-thérapie et des neurosciences sont attestés

Les neuroscientifiques et les spécialistes en gérontologie reconnaissent l'importance de l'Art et de l'art-thérapie dans le maintien des capacités physiques et mentales des personnes atteintes de D.T.A., dans l'atténuation des troubles de l'humeur et du comportement, dans l'amélioration de la qualité de vie aux plans personnel et relationnel.[119]

Alors que la recherche pharmacologique redouble d'efforts pour trouver des médicaments réellement efficaces, de nombreuses voies sont explorées pour améliorer la prise en soin des personnes atteintes de D.T.A., à commencer d'ailleurs par l'aménagement de lieux de vie protégés à dimension humaine (appelés parfois *Cantous*), de Pôles d'Activités et de Soins Adaptés (PASA), ou d'Unité d'Hébergement Renforcée (UHR).[120]

D'autres disciplines peuvent éclairer l'art-thérapie et les neurosciences

Pour l'art-thérapie comme pour les neurosciences, il est important de créer ou d'entretenir des liens avec d'autres disciplines. Dans la prise en soin des personnes atteintes de D.T.A., notamment, seront par exemple sollicitées l'ergothérapie, la kinésithérapie, l'orthophonie, ou la psychologie. On peut y adjoindre les champs d'action des soins esthétiques, des cuisines ergonomiques, de l'animation, des visiteurs de malades[121]...

Par ailleurs, se sont développées des méthodes ou types d'approche de la personne atteinte de D.T.A. telles que la *Validation* (Naomi Feil), ou l'*Humanitude* (Yves Gineste), qui méritent que l'on s'y intéresse[122]. Dans le prolongement pourraient enfin être convoquées l'anthropologie, l'ethnologie, la sociologie, l'éthique, l'esthétique, ou la philosophie[123]...

---

[119] Cf. par exemple : FRANCE ALZHEIMER : *Actes du colloque « art, art-thérapie, et maladie d'Alzheimer »*, 2007 ; *Maladie d'Alzheimer – enjeux scientifiques, médicaux et sociétaux* (Collectif), INSERM, 2007; AMPA : interview de Jacques Touchon, 2011

[120] Ministère de la solidarité et de la cohésion sociale : *Mise en place des PASA et des UHR*, 2010

[121] Cf. www.vmeh-national.com

[122] FEIL, Naomi : op.cit. ; GINESTE, Yves, et PELLISSIER, Jérôme : *Humanitude*, 2011 (réed.)

[123] Cf. par exemple : FOISY, Suzanne ; GZIL, Fabrice ; NATHAN, Tobie ; VION-DURY, Jean (Dr)...

Conclusion

Les D.T.A. recouvrent une multiplicité de symptômes démentiels différents

Au terme de ce mémoire, rappelons que l'expression « Démences de Type Alzheimer » est un fourre-tout sémantique qui permet de regrouper un vaste ensemble de syndromes démentiels différents, ayant pour point commun la « désorientation cognitive ».

Bien que les consultations soient heureusement de mieux en mieux conduites, grâce à la présence de spécialistes tels que les neuropsychologues, au développement des tests psycho-cognitifs, et à l'accessibilité croissante de l'imagerie cérébrale, il n'en demeure pas moins que le nom même d'Alzheimer est d'un sinistre écho aux oreilles des malades, de leurs proches, et de la société tout entière.

Confrontée à l'angoisse du vieillissement, qui sonne la perte de la valeur physique et socio-économique, à l'angoisse d'une conscience altérée par la démence, qui sonne la perte de l'esprit, et à l'angoisse de mort, qui sonne la finitude de l'être (et du monde), la société se trouve paradoxalement rassurée par l'identification d'un ennemi commun, sous un patronyme qui réunit toutes ces angoisses en une seule : Alzheimer.

La Personne devrait toujours être au centre de la prise en soin

Une fois le diagnostic posé, le malade « estampillé » D.T.A., l'individu se retrouve quasiment confondu avec sa maladie et perd petit à petit son statut de sujet (d'ailleurs, on entend de plus en plus souvent parler d'*un Alzheimer*, en désignant la personne atteinte, ou même d'*un Alzheimerien*, comme s'il s'agissait d'une nationalité…)

Soudant le symptôme à la personne, l'on désolidarise la personne de ses semblables. Agglomérée à son symptôme, elle devient différente de ses proches : sa mère, son père, ses frères – elle perd ipso facto ses appartenances familiales, ethniques, de langue. Elle devient « objet d'experts » qui, d'ailleurs, quelquefois, revendiquent cette propriété.[124]

Bien que nous ne nous placions pas dans le champ de l'ethnopsychiatrie, dont Tobie Nathan est un illustre représentant en France, la notion qu'il expose en termes de dynamique de pensée, revêt une importance cruciale dans la prise en soin des personnes atteintes de D.T.A. Dissocier les symptômes et manifestations de la maladie pour aller à la rencontre de l'être humain – corps comme esprit – et de la personne (avec son histoire, sa culture, son environnement…), nous paraît être un fondement essentiel de toute prise en soin.

L'art-thérapie est un humanisme

S'appuyant sur une connaissance et une compréhension approfondies de la personne prise en soin pour exploiter le potentiel de l'Art dans une visée thérapeutique et humanitaire, l'art-thérapie relie l'Art à l'Etre Humain, et couvre les trois niveaux de bien-être avancés par l'Organisation Mondiale de la Santé : niveaux physique, psychique, et social.

L'« ossature » de l'action art-thérapeutique réside dans l'organisation des mécanismes humains impliqués par et dans le phénomène artistique. En cela, l'art-thérapie trouve de nombreux points de résonances avec la philosophie, et notamment avec les idées et concepts de la phénoménologie*, de l'existentialisme*, et – plus globalement – de l'humanisme*.

---

[124] NATHAN, Tobie : *Manifeste pour une psychopathologie scientifique*, in *Médecins et sorciers*, 2004, p.59

La musique adoucit les mœurs

A travers cette expression populaire sont suggérés les pouvoirs éducatifs et cathartiques de la musique, son implication dans la vie sociale et culturelle des peuples. La musique adoucit aussi l'humeur, et intervient sur nos émotions, nos états d'âme et nos états d'esprit. Elle s'inscrit dans notre mémoire, notre histoire, est à la base de notre communication (verbale ou non), et entretient avec le corps physique les relations du geste (geste rythmé du travail ou geste esthétisé de la danse) et de la vibration (perception sonore et tactile).

L'art-thérapie est indiquée dans la prise en soin des personnes atteintes de D.T.A.

Parmi les approches dites « non-médicamenteuses » des D.T.A., la musicothérapie et l'art-thérapie sont mentionnées (notamment par des personnalités scientifiques, du monde médical ou de la recherche) comme particulièrement pertinentes[125].

De multiples disciplines artistiques peuvent être proposées, selon les personnes prises en soin, dans le cadre de stratégies dont les objectifs se recoupent très souvent : la préservation des capacités résiduelles des personnes (que ce soit au plan moteur, au plan cognitif ou au plan relationnel), l'amélioration de l'estime de soi et de la sociabilité, l'atténuation des troubles thymiques et/ou comportementaux, et la restauration de la qualité et de la saveur existentielles constituent les objectifs principaux.

La musique est tout particulièrement indiquée dans la prise en soin art-thérapeutique des personnes atteintes de D.T.A. Elle s'adresse à tous les stades de la dégénérescence, depuis la prévention des troubles (cognitifs, thymiques, comportementaux) jusqu'aux soins palliatifs, en fin de vie, et ses répercussions au plan neural intéressent beaucoup les neuroscientifiques.

Les neurosciences ouvrent la biologie à l'exploration des mécanismes spirituels

Le formidable essor des neurosciences, tout à fait inédit dans l'histoire de la médecine (au regard de la multiplicité de leurs champs d'investigation et de l'exponentielle célérité de leurs développements technologiques), laisse présager autant de découvertes majeures pour la compréhension de notre fonctionnement cérébral que d'intrusions problématiques dans les différentes sphères de l'esprit humain.

Gageons que – si elles ne se perdent pas avant en cherchant l'Eternel, l'Amour ou le Beau dans les « viscères de la tête[126] » – les neurosciences permettront, dans un futur que l'on peut qualifier d'assez proche, de mieux observer, analyser, comprendre, voire traiter les pathologies neurodégénératives, telles que la maladie de Parkinson ou les D.T.A.

Dans une candeur tout à fait revendiquée, et frisant peut-être l'outrecuidance, pourrait-on se permettre d'imaginer (et d'espérer) que l'exploration fonctionnelle du cerveau conduise à un traitement de nature « mécaniste », qui ne fasse pas appel à un médicament, mais qui s'appuie sur la dynamisation d'une activité neuronale donnée, propice à la reconstruction des aires atteintes, ou au moins à l'arrêt du processus de nécrose ?

---

[125] BOURDET, Delphine : *Maladie d'Alzheimer : vers des approches non médicamenteuses*, 01/2012 ;
FRANCE ALZHEIMER : *Actes du colloque « les approches thérapeutiques non médicamenteuses »*, 12/2011
[126] C'est par cette expression que peuvent être traduits les hiéroglyphes représentant le cerveau dans le *papyrus chirurgical d'Edwin Smith* (Egypte, 2500 av. JC) – Cf. PARENT, André : *Histoire du cerveau*, 2009

La neuromusicologie et la musicothérapie pourraient œuvrer en sympathie

Les neurosciences, et notamment la neuropsychologie, s'intéressent à la musique depuis longtemps déjà (à l'échelle de leur développement), à tel point que certains chercheurs parlent volontiers aujourd'hui de neuromusicologie. Les neurosciences musicales, notamment grâce à l'imagerie, ont prouvé les effets bénéfiques de la musique (écoutée et pratiquée), effets pressentis en partie par la psychologie, la pédagogie, la musicothérapie.

La musique a des effets neurostimulants et neuroprotecteurs. Elle agit sur les aspects psychoaffectifs (thymie, émotions), stimule et entretient les capacités cognitives (perception, concentration, mémoire, apprentissage, langage, coordination psychomotrice), augmente la plasticité cérébrale (capacité du cerveau à réorganiser des circuits neuronaux dans la récupération de fonctions lésées comme le langage ou la motricité), et intervient dans la régulation du cortisol (hormone du stress), notamment après un événement anxiogène[127].

La musicothérapie pourrait trouver de magnifiques voies d'ouverture, d'épanouissement, de renforcement et d'objectivisation dans cet engouement des neurosciences pour la musique. Tout comme le neuropsychologue intéressé par la musique ne saurait s'affranchir d'un certain nombre de connaissances musicales fondamentales, le musicothérapeute ne peut rester sourd aux propositions nouvelles de la neuromusicologie.

L'art-thérapie, plus globalement, ne saurait faire abstraction des connaissances qui s'offrent à elle, et qui peuvent lui permettre d'étayer, plus encore qu'elle ne le fait déjà par elle-même, ses orientations scientifiques. Relativisons toutefois : les apports des neurosciences restent limités à un éclairage essentiellement neurobiologique, neuro-anatomique, neuro-psychocognitif et neuro-psychomoteur…

Or, l'art-thérapie a pour principales indications les troubles de l'expression, de la communication et de la relation, aspects que les neurosciences ne font pour l'heure qu'effleurer. Sous cet angle, il apparaît que l'art-thérapeute pourrait être un interlocuteur privilégié du neuropsychologue, et que la mutualisation des méthodes et des outils serait enrichissante pour les deux disciplines, notamment dans la prise en soin des D.T.A. D'autres regards pourraient également croiser le leur, comme nous l'avons déjà évoqué précédemment.

La dégénérescence rappelle tout soignant à l'humilité

On ne guérit pas les démences neurodégénératives, mais on peut les soigner. C'est dans cet esprit que travaillent les équipes, dans cet esprit que vivent la plupart des aidants, dans cet esprit que sont constatés les progrès, si minimes soient-ils, de la personne prise en soin.

L'art-thérapeute, dans sa rencontre et dans son ouvrage avec cet être humain dont il prend soin, qu'il suit, qu'il accompagne, et qu'il amène en Art, n'échappe pas à la réalité morbide, et soigne lui aussi en sachant qu'il ne pourra guérir.

En 2012, malgré les efforts de la recherche, les moyens colossaux dépensés, et quelques nouvelles hypothèses pharmacologiques apparaissant sporadiquement, aucun traitement ne permet de guérir la maladie d'Alzheimer et les pathologies apparentées.

La dégénérescence poursuit inexorablement son cours, emportant sur son passage ce qui fait d'un être une personne. L'estuaire de cette rivière tortueuse est connu de tous, et musical si l'on veut : un dernier soupir avant le grand silence…

---

[127] Pour une synthèse, cf. *Le cerveau mélomane*, 2010-11

Epilogue

Dans ce silence se tourne la page. Se referme un livre dont les lignes se sont effacées peu à peu, dont l'encre a pâli, et dont la reliure, même, s'est empourprée, cramoisie, patinée, gondolée. Le livre a été écrit, il a été lu, et si le feu l'emportait, les incandescences du papier s'envoleraient dans la voûte étoilée…

« La véritable musique est le silence et toutes les notes ne font qu'encadrer ce silence », aurait dit le grand trompettiste Miles Davis, décédé en 1991. Aux antipodes historiques et géographiques, dans la Chine antique, on attribue à Lao-Tzeu l'idée que *« Le Grand Carré n'a pas de coin »*, et que *« La Grande Musique est muette »*[128]…

Quasiment au même moment, près des forges pythagoriciennes, résonne l'*harmonie des sphères*, musique silencieuse produite par le mouvement des astres ; un peu plus tard apparaît la notion d'atome. Il y a peu de temps, en comparaison, la science a dépeint la ressemblance des systèmes : l'atome et ses électrons, l'étoile et ses planètes…

La maxime médiévale qui énonce que *« Ce qui est en bas est comme ce qui est en haut, et ce qui est en haut est comme ce qui est en bas »*, trouve une certaine actualité dans cette analogie. Et les neurosciences modernes ne sont pas en reste : le cerveau, aussi vaste que le ciel… si ce n'est *« plus vaste que le ciel »* ?

Paraphrasant un poème d'Emilie Dickinson (XIXème siècle), c'est ainsi que Gerald Maurice Edelman, prix Nobel de médecine, directeur du Neuroscience Institute, en Californie, et grand théoricien du cerveau sur la scène internationale, intitule l'un de ses ouvrages, qui porte principalement sur la conscience[129].

Pour finir sur une ouverture, et au risque d'être pompeux, laissons filer nos métaphores… Le dernier souffle inspire un souffle primordial et dans le grand silence de l'Être résonne encore la symphonie de la Personne. Lorsqu'un livre se referme, c'est une éternité qui s'ouvre …

---

[128] LAO-TZEU : *Tao-tê-king*, ch. 41, p.101
[129] EDELMAN, Gerald Maurice : *Plus vaste que le ciel – une nouvelle théorie générale du cerveau*, 2004

Sources bibliographiques et multimédia

Art, musique, art-thérapie, musicothérapie

1. AFRATAPEM :
   a. *L'atelier d'art-thérapie – indication, évaluation, méthode et technique artistique*, Université de Tours, 2001
   b. *Art-thérapie exercée avec toute forme d'art – Repère métier*, Afratapem, 2011
2. BENCIVELLI, Silvia : *Pourquoi aime-t-on la musique ?*, Belin, « Pour la science », 2009
3. CHAILLEY, Jacques : *40000 ans de musique – l'homme à la découverte de la musique*, Plon, 1961
4. CLOTTES, Jean, et LEWIS-WILLIAMS, David : *Les chamanes de la Préhistoire*, Points Histoire, 2007
5. CULLIN, Olivier : *Brève histoire de la musique au Moyen Age*, Fayard, 2002
6. DANIELOU, Alain : *Origines et Pouvoirs de la musique*, Kailash (éd.), 2003
7. DELALANDE, François : *La musique est un jeu d'enfant*, Buchet/Chastel, 1984
8. FERTIER, André : *Le pouvoir des sons – expériences et protocoles dans le quotidien et le pathologique*, Ellébore, 1995
9. FOISY, Suzanne, THERIEN, Claude, et TREPANIER, Josette (sous la direction de) : *L'expérience esthétique en question : enjeux philosophiques et artistique*, L'Harmattan, 2009
10. FORESTIER, Richard, et CHEVROLLIER, Jean-Pierre : *Art-thérapie, des concepts à la pratique*, Cantigas, 1982
11. FORESTIER, Richard (sous la direction de) :
    a. *L'évaluation en art-thérapie – pratiques internationales*, Elsevier Masson SAS, 2007
    b. *Profession art-thérapeute*, Elsevier Masson, 2010
12. FORESTIER, Richard :
    a. *L'art occidental*, Favre, « Tout savoir », 2004
    b. *L'art-thérapie*, Favre, « Tout savoir », 2007
    c. *La musicothérapie*, Favre, « Tout savoir », 2011
    d. *Regard sur l'art*, SeeYouSoon (éd.), 2005
13. FRECHURET, Maurice, et DAVILA, Thierry : *L'art médecine*, Réunion des musées nationaux, 1999.
14. HAMEL, Johanne et LABRECHE, Jocelyne (sous la dir. de) : *Découvrir l'art-thérapie*, Larousse, 2010
15. HAUGMARD, Isabelle : *ABC de la thérapie par les sons*, Grancher, 2010
16. KLEIN, Jean-Pierre : *L'art-thérapie*, PUF, « Que sais-je ? », 2008
17. L'ECHEVIN, Patrick : *Musique et médecine*, Stock, « Musique », 1981
18. LECOURT, Edith : *La musicothérapie*, Eyrolles, 2010 (réed.)
19. LE HUCHE, François, et ALLALI, André : *La Voix / Anatomie et physiologie des organes de la voix et de la parole*, Elsevier Masson, coll. « Phoniatrie », 2010
20. LEIPP, Emile : *Acoustique et musique*, Presse des Mines, 2010 (réed.)
21. LEROY, Jean-Luc et TERRIEN, Pascal : *Perspectives actuelles de la recherche en éducation musicale*, L'Harmattan, 2011
22. LORBLANCHET, Michel : *Les origines de l'art*, Le Pommier, 2006
23. MABILLON-BONFILS, Béatrice, et POUILLY, Anthony : *La musique techno, art du vide ou socialité alternative ?*, L'Harmattan, 2002
24. MOUTSOPOULOS, Evanghélos : *La Musique dans l'œuvre de Platon*, P.U.F., coll. « Bibliothèque de Philosophie contemporaine », 2002
25. *Musique et émotion* (Collectif), Terrain 37, éditions du Patrimoine, septembre 2001
26. ORMEZZANO, Yves : *Le guide de la voix*, Odile Jacob, 2000
27. REBATET, Lucien : *Histoire de la Musique des origines à nos jours*, Laffont, 1998
28. RODRIGUEZ, Jean et TROLL Geoffrey : *L'art-thérapie : pratiques, techniques et concepts : manuel alphabétique*, Ellebore, 2006
29. ROUGET, Gilbert : *La musique et la transe*, Gallimard, 1990 (réed.)
30. TOMATIS, Alfred (Dr.) : *L'oreille et la voix*, Laffont, 1987

Médecine, vieillissement, démences, maladie d'Alzheimer

1. ALBOU, Philippe : *L'image des personnes âgées à travers l'histoire*, Glyphe et Biotem (éd.), 1999
2. AMEISEN, Jean-Claude ; BERCHE, Patrick ; BROHARD, Yvan : *Une histoire de la médecine ou le souffle d'Hippocrate*, La Martinière (éd.) / Université Paris Descartes, 2011
3. AMERICAN PSYCHIATRIC ASSOCIATION : *DSM-IV-TR – Manuel diagnostique et statistique des troubles mentaux*, Masson, 2003, pp. 171-198
4. CHATILLON, Olivier, et GALVAO, Filipe : *Psychiatrie – Pédo-psychiatrie*, Vernazobres-Grego (éd.), 2008, pp. 291-332
5. DELAGE, Michel, et LEJEUNE, Antoine : *La résilience de la personne âgée, un concept novateur pour prendre en soin la dépendance et la maladie d'Alzheimer*, Solal, 2009
6. FEIL, Naomi : *La Validation – comment aider les grands vieillards désorientés*, Lamarre, 2005
7. GINESTE, Yves, et PELLISSIER, Jérôme : *Humanitude*, Armand Colin, 2011 (rééd.)
8. GRIDEL, Geneviève : *Gériatrie*, Elsevier Masson, 2008
9. GZIL, Fabrice : *La maladie d'Alzheimer : problèmes philosophiques*, PUF, 2009
10. HAHN-BARMA, Valérie, et GUICHART-GOMEZ, Elodie : *Manuel de Neuropsychologie clinique des démences – Troubles exécutifs cognitifs et/ou comportementaux inauguraux*, Phase 5 (éd.), 2010
11. HOF, Christine :
    a. *Art-thérapie et maladie d'Alzheimer*, Chronique sociale, 2008
    b. *L'art-thérapeute en gérontologie*, DOC éditions, 2012
12. HUGONOT-DIENER, Laurence, et al. (sous la direction de) : *Gremoire : test et échelles de la maladie d'Alzheimer et des syndromes apparentés*, Solal, 2010
13. LEJEUNE, Antoine : *Maladie d'Alzheimer – Attachements et résilience*, Solal, 2010
14. LEJEUNE, Antoine, et al. : *Musique, Mouvement et Maladie d'Alzheimer*, Solal, 2011
15. *Maladie d'Alzheimer – enjeux scientifiques, médicaux et sociétaux* (Collectif), INSERM, 2007
16. MAISONDIEU, Jean : *Le crépuscule de la raison*, Bayard, 2011 (5ème édition)
17. NATHAN, Tobie, et STENGERS, Isabelle : *Médecins et sorciers*, Seuil, 2004
18. OGAY, Suzanne : *Alzheimer – Communiquer grâce à la musicothérapie*, l'Harmattan, 1996
19. PERRON, Martine : *Communiquer avec des personnes âgées*, Chronique sociale, 2008 (5ème édition)
20. PERSONNE, Michel (sous la dir. de) : *Accompagner la maladie d'Alzheimer*, Chronique sociale, 2006
21. PLOTON, Louis (Dr.) : *Maladie d'Alzheimer – à l'écoute d'un langage*, Chronique sociale, 2009
22. SICARD, Didier et VIGARELLO, Georges (sous la dir. de) : *Aux origines de la médecine*, Fayard, 2011
23. STAROBINSKI, Jean : *Histoire de la médecine*, Rencontre et ENI (éd.), 1963
24. SUDRES, Jean-Luc, et al. (sous la dir. de) : *La personne âgée en art-thérapie – de l'expression au lien social*, L'Harmattan, 2004
25. TOUCHON, Jacques, et PORTET, Florence : *La maladie d'Alzheimer*, Masson, 2004
26. WHITEHOUSE, Peter J., et GEORGE, Daniel : *Le mythe de la maladie d'Alzheimer*, Solal, 2009

Neurologie, neurosciences, mémoire, musique et cerveau

1. BELZUNG, Catherine : *Biologie des émotions*, De Boeck, 2007
2. CARTER, Rita, et al. : *Le grand Larousse du cerveau*, Larousse, 2010
3. DAMASIO, Antonio :
    a. *L'autre moi-même – les nouvelles cartes du cerveau, de la conscience et des émotions*, Odile Jacob, 2010
    b. *Le Sentiment même de soi – corps, émotions, conscience*, Odile Jacob, 1999
    c. *L'erreur de Descartes*, Odile Jacob, 1995
    d. *Spinoza avait raison – joie et tristesse, le cerveau des émotions*, Odile Jacob, 2003
4. DEBROISE, Anne : *Les mystères du cerveau*, Larousse, 2010
5. EDELMAN, Gérard M. : *Plus vaste que le ciel – nouvelle théorie générale du cerveau*, Odile Jacob, 2004
6. KINUGAWA, Kiyoka, et ROZE, Emmanuel : *Neurologie*, Elsevier Masson, 2008

7. LAZORTHES, Guy : *L'histoire du cerveau*, Ellipses, 1999
8. LECHEVALIER, Bernard :
   a. *Le cerveau de Mozart, Odile Jacob, 2003*
   b. *Le cerveau mélomane de Baudelaire – musique et neuropsychologie, Odile Jacob, 2010*
9. LECHEVALIER, Bernard, PLATEL, Hervé, et EUSTACHE, Francis : *Le cerveau musicien – neuropsychologie et psychologie cognitive de la perception musicale*, De Boeck, 2010
10. LEMARQUIS, Pierre : *Sérénade pour un cerveau musicien*, Odile Jacob, 2009
11. LEVITIN, Daniel :
   a. *De la note au cerveau – l'influence de la musique sur le comportement*, Héloïse D'Ormesson, 2010
   b. *This Is Your Brain on Music : The Science of a Human Obsession*, Penguin Group (éd.), USA, 2006
12. LIEURY, Alain : *Psychologie de la mémoire – Histoire, théories, expériences*, Dunod, 2004
13. PARENT André : *Histoire du cerveau / De l'Antiquité aux neurosciences*, Presses de l'Université Laval (Québec), Chronique sociale (diff.), 2009
14. PERETZ, Isabelle, et ZATORRE, Robert J. : *The cognitive Neuroscience of Music*, OUP Oxford (éd.), 2003
15. PURVES, Dale, et al. : *Neurosciences*, De Boeck, 2011
16. RIZZOLATTI, Giacomo, et SINIGAGLIA, Corrado : *Les neurones miroirs*, Odile Jacob, 2007
17. SACKS, Oliver : *Musicophilia – la musique, le cerveau et nous*, Seuil, 2007
18. SEDEL, Frédéric (Dr.) et LYON-CAEN, Olivier (Pr.) : *Le cerveau pour les nuls*, First-Gründ/XO, 2010
19. STRAUS, Erwin W. : *Du sens des sens / contribution à l'étude des fondements de la psychologie*, Jérôme Millon (éd.), 2000
20. VION-DURY, Jean (Dr) : *Musique et mémoire : plis et replis de la pensée*, in COMET, Georges : *Mémoire individuelle, mémoire collective et histoire*, Solal, 2007, pp. 47-71

Travaux universitaires

1. BEN ZID, Saousen : *Stratégie de repérage de la maladie d'Alzheimer et des démences apparentées par les médecins généraliste d'Indre et Loire : utilité des recommandations et variabilité inter-examinateurs du M.M.S.E.*, Thèse de Doctorat en Médecine Générale, Faculté de Médecine de Tours, 2011
2. BERNARD, Angélique : *Proposition d'une prise en soin en art-thérapie à dominante chant et musique auprès de personnes âgées souffrant de démence de type Alzheimer*, Mémoire de fin d'études du D.U. d'Art-thérapie de la Faculté de Médecine de Tours, 2010
3. BRETON, Agathe : *Les ateliers d'art-thérapie à dominante arts plastiques et à dominante musique peuvent revigorer la qualité existentielle des personnes âgées atteintes de maladie du type Alzheimer dans une unité spécialisée*, Mémoire de fin d'études du D.U. d'Art-thérapie de la Faculté de Médecine de Tours, 2010
4. CHARDON, Fabrice :
   a. *Atelier d'art-thérapie à dominante musicale auprès de personnes âgées démentes*, Mémoire de fin d'études du D.U. d'Art-thérapie de la Faculté de Médecine de Tours, 2002
   b. *Evaluation des effets d'une pratique d'art-thérapie à dominante musicale auprès de personnes démentes séniles*, Thèse de Doctorat en Psychologie, Université de Savoie, ANRT (diff.), 2010
5. CORMIER, Léna : *Les unités spécifiques pour la prise en charge des personnes âgées atteintes de démence sénile - Bilan des apports et des limites*, DESS de Santé Publique, Université René Descartes, Paris V, 2000
6. DIAS, Nadia : *L'art-thérapie permet de raviver la saveur existentielle de personnes âgées Alzheimer en exploitant l'esthésie et la mémoire affective et en impliquant les familles dans le programme de soin*, Mémoire de fin d'études du D.U. d'Art-thérapie de la Faculté de Médecine de Tours, 2011
7. FUZEAU, Céline : *L'exploitation de divers styles de danse à différents stades de la maladie d'Alzheimer à travers une expérience d'art-thérapie auprès de personnes âgées*, Mémoire de fin d'études du D.U. d'Art-thérapie de la Faculté de Médecine de Tours, 2008

8. LANDRAULT, Valérie : *Une expérience d'art-thérapie à dominante arts plastiques auprès de personnes âgée dépendantes atteintes d'une maladie neurodégénérative de type Alzheimer et Parkinson*, Mémoire de fin d'études du D.U. d'Art-thérapie de la Faculté de Médecine de Tours, 2005

9. LORD, Pascale : *Renouer avec soi-même et avec les autres grâce à la photographie lors de séances d'art-thérapie proposées à des patients atteints de la maladie d'Alzheimer*, Mémoire de fin d'études du D.U. d'Art-thérapie de la Faculté de Médecine de Tours, 2011

10. MARTIN, Danièle : *Un atelier d'art-thérapie à dominante poésie et arts plastiques avec des personnes atteintes de la Maladie d'Alzheimer*, Mémoire de fin d'études du D.U. d'Art-thérapie de la Faculté de Médecine de Tours, 2007

11. MATTHIEU, Charlène : *Une expérience d'art-thérapie à dominante arts-plastiques en unité de vie protégée auprès de personnes souffrant de la maladie d'Alzheimer et présentant des manifestations de l'anxiété*, Mémoire de fin d'études du D.U. d'Art-thérapie de la Faculté de Médecine de Tours, 2009

12. OPPERT, Claire : *Une expérience d'art-thérapie à dominante musicale dans une unité de soins palliatifs*, mémoire de fin d'études du D.U. d'art-thérapie, Faculté de Médecine de Tours, 2011

13. PERRET, Catherine : *Un atelier d'art-thérapie à dominante arts plastiques auprès de personnes âgées atteintes de la maladie d'Alzheimer*, Mémoire de fin d'études du D.U. d'Art-thérapie de la Faculté de Médecine de Tours, 2008

14. PORTE, Pauline : *Une expérience d'art-thérapie à dominantes enregistrement sonore et arts plastiques auprès de personnes souffrant de démence de type Alzheimer au sein d'un cantou*, Mémoire de fin d'études du D.U. d'Art-thérapie de la Faculté de Médecine de Tours, 2010

15. TERREAU, Raphaël : *Langage musical et musique de la langue*, Mémoire de Maîtrise en Musicologie, Faculté de Musique et Musicologie de Tours, 2001

16. TUAL, Myriam : *Expérience d'art-thérapie à dominante musique auprès des personnes atteintes de la maladie d'Alzheimer, favorise l'estime de soi dans un contexte de retrait social*, Mémoire de fin d'études du D.U. d'Art-thérapie de la Faculté de Médecine de Tours, 2010

17. VILAIN, Isabelle : *Une pratique d'art-thérapie à dominante arts plastiques avec l'art postal auprès de personnes institutionnalisées atteintes de la maladie d'Alzheimer*, Mémoire de fin d'études du D.U. d'Art-thérapie de la Faculté de Médecine de Tours, 2011

Articles et revues

1. ACCAOUI, Christian : *L'art du temps*, in « *Musique et temps* », Cité de la Musique (éd.), 2008

2. CONTO, Christelle , *« Tu verras, tu seras bien... » - Placement et ambivalence affective dans le milieu familial*, in « Gérontologie et société », n° 112, 2005, p. 115-122

3. DELACOURTE, André : *Le retour de la protéine tau*, in « La recherche », hors-série n° 10, janvier 2003, pp. 44-48

4. DESPINS, Jean-Paul : *La dichotomie rousseauiste langue et musique, revue par la biomusicologie et la neuromusicologie*, in « Studies on Voltaire and the Eighteenth Century », n°8, Voltaire Foundation (éd.), 2004, pp.144-151.

5. FREGAVILLE-ARCAS, Olivier, et CORNILLIER, Yann, dossier *Musique et Cerveau*, in « Science et Santé », septembre-octobre 2010, pp. 26-33

6. *Humanités, 10 ans d'arts et de culture dans les CHU*, Conférence des directeurs généraux de CHU (éd.), 2010

7. JACQUART, Albert : *La vieillesse n'est pas une maladie*, interview pour le *CHUV Magazine*, Centre Hospitalier Universitaire Vaudois, automne 2008, pp. 4-5

8. *Le cerveau mélomane*, « L'essentiel – Cerveau & Psycho », novembre 2010 – janvier 2011

9. MARMION, Jean-François : *Chercher Dieu dans le cerveau*, in « Le cercle psy », n°2, septembre-octobre-novembre 2011

10. MELOCHE, Eric : *Le geste identitaire du maître tambourinaire*, in *Musique et geste*, cahiers du CIREM, n°26-27, publications de l'Université de Tours, 1993

11. OLIVIER, Aude : *La symphonie neuronale*, in « CNRS le journal », n°2009, juin 2007

12. PERETZ, Isabelle : *En quête du cerveau musical*, in « La Recherche », n°364, mai 2003

13. POUILLAUDE, Frédéric : *Tempus, distensio corporis. La temporalité dans le corps dansant*, in « *Musique et temps* », Cité de la Musique (éd.), 2008
14. RENAUD, Jacqueline (Dr.) : *L'énigme du don musical*, in Science et Vie, n° 744, septembre 1979, pp. 38-46
15. RYBAK, Boris : *Une Convergence remarquable entre langages tambourinés, codes nerveux et langages machine*, in L'Homme, 1977, tome 17 n°1. pp. 117-121.
16. SCHNEIDER, Corinne : *Du corps à l'esprit : la musique chez Saint Augustin*, in « *Musique, corps, âme* », Cité de la Musique (éd.), 2011
17. *Sons et musique – de l'art à la science*, « Pour la science », n°373, novembre 2008
18. *Thérapie mélodique et rythmée*, in Bulletin de la Communauté suisse de travail pour l'aphasie, Bern, vol. 9, 1996
19. TESTARD-VAILLANT, Philippe : *Freud est-il soluble dans les neurosciences ?*, in *CNRS – le journal*, n° 194, mars 2006

Textes antiques ou médiévaux
1. ARISTOTE : *Politique*, trad. J. Tricot, Vrin (éd.), 1995
2. AUGUSTIN, Saint : *Confessions*, trad. M. Moreau, 1864
3. LA BIBLE, Nouvelle Traduction (collectif), Bayard, 2001
4. LAO-TZEU : *Tao-tê-king*, trad. F. Houang et P. Leyris, Seuil, 1979
5. PAUSANIAS : *Description de la Grèce*, livre IX, chap. 29, trad. M. Clavier, 1821
6. PLATON :
   a. *Timée*, trad. Luc Brisson, Flamarion, 1995
   b. *République*, trad. J. Cazeaux, Livre de poche, 1995
7. SENEQUE : *Médée*, trad. C. Guittard, Flamarion, 1997

Dictionnaires ou atlas
1. BÉRUBÉ, Louise : *Terminologie de neuropsychologie et de neurologie du comportement*, Éditions de la Chenelière (Montréal), 1991
2. BRIN, Frédérique, et al. : *Dictionnaire d'orthophonie*, L'ortho édition, 1997
3. DUBOIS, Jean, MITTERAND, Henri, et DAUZAT, Albert : *Dictionnaire étymologique*, Larousse, 2001
4. MORFAUX, Louis-Marie : *Vocabulaire de la philosophie et des sciences humaines*, Armand Colin, 1997
5. NETTER, Franck-H. et al. : *Atlas de neurosciences humaines*, Masson, 2006
6. QUEVAUVILLIERS, Jacques : *Dictionnaire médical de poche*, Masson, 2007
7. ROBERT : *Dictionnaire alphabétique et analogique de la langue française*, Robert, 2012
8. SIRON, Jacques : *Dictionnaire des mots de la musique*, Outre mesure (éd.), 2002

Films ou émissions radiophoniques
1. MANNES, Elena : *L'instinct de la musique* (film avec Bobby Mc Ferrin et Daniel Levitin), Arte, 25/12/2011
2. FRANCE CULTURE / RICHEUX, Marie : *Pas la peine de crier*, entretiens avec Bernard Lechevalier, du 31/01/2011 au 4/02/2011
3. FRANCE INTER / AMEISEN, Jean-Claude : *Sur les épaules de Darwin* :
   a. *Longévité, jeunesse et vieillissement*, 02/10/2010
   b. *Nos émotions*, 25/09/2010
   c. *Nos mémoires*, 18/09/2010
   d. *Ressentir* (1 et 2), 12 et 19/02/2011
   e. *Un voyage avec Oliver Sacks* (1 et 2), 06 et 13/11/2010
4. RADIO SUISSE ROMANDE / DIFELIX, Laurence, et SCHUIN, Anik : *Babylone : le grand entretien – Alzheimer, le mythe*, 05/03/2010

Liens Internet

1. AMPA (Association Monégasque pour la Recherche sur la maladie d'Alzheimer) :
    a. conférence et interview d'Hervé PLATEL, 2011 : www.youtube.com/watch?v=F7yhu9yBzOU , www.youtube.com/watch?v=cPlWe7m6Pyc ,
    b. interview de Jacques TOUCHON, 2011 : www.youtube.com/watch?v=0Dbk9SjSXio
2. BOHLER, Sébastien : *Croire en Dieu modifie le cerveau*, www.cerveauetpsycho.fr , 15/05/2009
3. BOURDET, Delphine : *Maladie d'Alzheimer : vers des approches non médicamenteuses*, janvier 2012, http://www.doctissimo.fr
4. BRADLEY, Simon : *Jonction entre arts et neurosciences à Genève*, www.swissinfo.ch , 23/11/2011
5. COLLIN, Dominique : *Platon et la musique*, Encyclopédie de l'Agora : www.agora.qc.ca
6. FONDATION NATIONALE DE GERONTOLOGIE : *Charte des droits et libertés de la personne âgées en situation de handicap ou de dépendance* (2007) : www.fng.fr/html/droit_liberte/charte_pdf/charte_integrale_2007.pdf
7. FRANCE ALZHEIMER (association) : www.francealzheimer.org
    a. *Actes du colloque « art, art-thérapie, et maladie d'Alzheimer »*, 20/09/2007
    b. *Actes du colloque « les approches thérapeutiques non médicamenteuses »*, 14/12/2011
8. GILLIE, Claire : *La voix à fleur de mots*, 2008, et autres articles, www.clairegillie.com
9. GORDON, Elisabeth : *Musique et cerveau, des connexions inattendues*, in « L'Hebdo », 18/02/2010, pp. 53-56 www.hebdo.ch/
10. HAUTE AUTORITE DE SANTE : www.has-sante.fr
    a. *Réévaluation des médicaments indiqués dans le traitement symptomatique de la maladie d'Alzheimer*, Commission de la Transparence, septembre-octobre 2011
    b. *Les médicaments de la maladie d'Alzheimer à visée symptomatique en pratique quotidienne*, Commission de la Transparence, 2009
    c. *Diagnostic et prise en charge de la maladie d'Alzheimer et des maladies apparentées*, Recommandations professionnelles, mars 2008
11. Institut de la Maladie d'Alzheimer : www.imaalzheimer.com
12. Maladie d'Alzheimer : www.maladiedalzheimer.com
13. MINISTERE DE LA SOLIDARITE ET DE LA COHESION SOCIALE : *Mise en place des PASA et des UHR*, 16/04/2010, www.solidarite.gouv.fr/
14. NATIONS UNIES : *Principes des Nations Unies destinés à permettre aux personnes âgées de mieux vivre les années gagnées* (1991) : www.un.org/french/esa/socdev/iyop/friyoppo.htm
15. OMS : *Constitution* : www.who.int/governance/eb/who_constitution_fr.pdf
16. GINESTE, Yves, et MARESCOTTI, Rosette : *Philosophie de soin de l'Humanitude*, www.igm-formation.net
17. PLAN ALZHEIMER : www.plan-alzheimer.gouv.fr/
18. REVERSO : http://dictionnaire.reverso.net
19. Société Internationale de Psychopathologie de l'Expression et d'Art-Thérapie : www.sipe-art-therapy.com
20. TABARD (pseudonyme) : *L'obscurantisme triomphant des neurosciences*, www.unige-info.ch , 18/04/2011
21. VION-DURY, Jean (Dr.) : *Peut-il exister une interprétation neurobiologique de l'expérience esthétique du sublime ?* ; *Art, histoire de l'art et cognition, ou l'impasse du réductionnisme en neurosciences cognitives* ; *Les neurosciences et la musique : un bilan problématique*, articles et publications non datées : jean.vion-dury.pagesperso-orange.fr
22. *Voyage au centre de l'audition* : www.cochlea.org

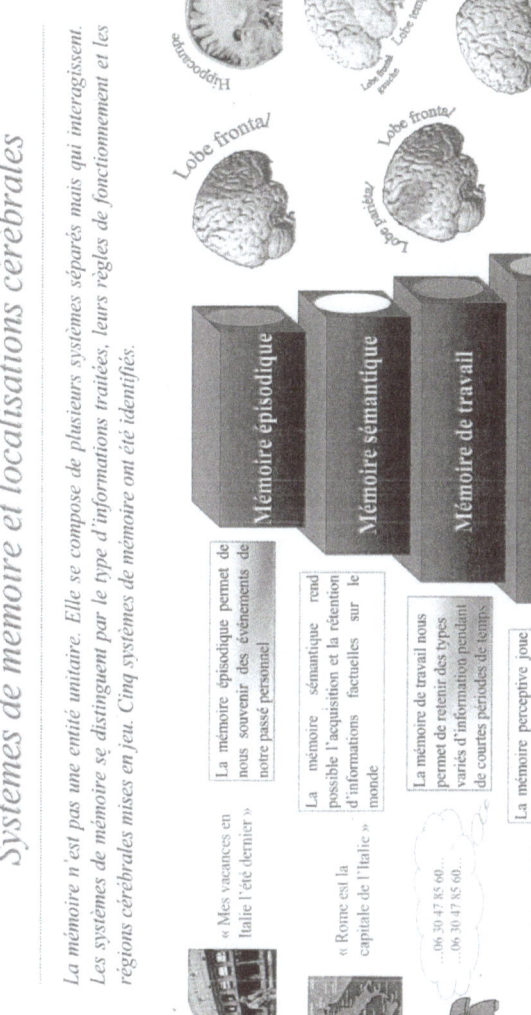

Systèmes de mémoire et localisations cérébrales

La mémoire n'est pas une entité unitaire. Elle se compose de plusieurs systèmes séparés mais qui interagissent. Les systèmes de mémoire se distinguent par le type d'informations traitées, leurs règles de fonctionnement et les régions cérébrales mises en jeu. Cinq systèmes de mémoire ont été identifiés.

73

Annexe B : L'art-thérapie : entre objectivité et subjectivité

Extraits du mémoire de Claire Oppert : *Une expérience d'art-thérapie à dominante musicale dans une unité de soins palliatifs*, pp. 50-58

C'est par sa connaissance et sa maîtrise des phénomènes engagés dans l'activité artistique (…) que l'activité de l'art-thérapeute peut revendiquer sa nature scientifique. L'art-thérapie, en tant que discipline nouvelle, doit déterminer précisément la forme d'objectivité qui lui est propre et la développer pour une reconnaissance fondée de sa pertinence et de son originalité dans le milieu médical. (…)

La maladie n'est plus seulement un problème organique, biomédical, réductible à un désordre en un corps objectivé. Elle devient un événement biographique et social, une expérience existentielle, hautement subjective. (…)

Dans le choix des items d'observation, l'art-thérapeute choisit principalement des faisceaux d'items qualitatifs, ressentis, voire interprétés, et se trouve face à l'épineuse question de la quantification du qualitatif. L'appréhension du vécu des patients en fin de vie auquel il se trouve confronté à chaque seconde peut-elle se mesurer ? Peut-on raisonnablement quantifier l'émotion et le ressenti sans tomber dans l'absurde ? (…)

Dans le sens où la pensée s'exerce toujours sur un objet dont le sens est toujours élaboré par un sujet, peut-on réellement concevoir qu'il existe un jugement purement objectif ou purement subjectif ? (…)

La différenciation entre temps subjectif et temps objectif apparaît impossible à établir et une telle tentative relève de l'artifice, puisque l'émotion procurée se mesure à l'aune de ce temps subjectif de l'écoute active et est par définition un temps non quantifiable. (…)

Les solutions pour dépasser la dualité objectif/subjectif, nécessitent qu'un esprit critique s'associe à l'instinct qui guide les perceptions musicales et à cette capacité de tension métaphysique que le mystère primordial et final des sons peut stimuler en nous. (…)

Annexe C : Vieillissement réussi et musique :
Préservation du vieillissement neurocognitif normal chez des sujets musiciens âgés

Source : Unité INSERM U1077 – www.u1077.caen.inserm.fr

Responsable : Hervé Platel
Post-doctorante : Mathilde Groussard

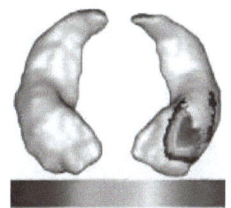

Modifications structurales observées au niveau de la partie antérieure de l'hippocampe chez les sujets musiciens (droite) par rapport aux sujets non musiciens (gauche)

Ce que nous pensons et faisons modifie les connexions entre les neurones et l'organisation des réseaux neuronaux. Les compétences musicales développées par les musiciens professionnels induisent des connexions et interactions spécifiques entre les aires cérébrales, et de précédentes études de neuroimagerie structurale et fonctionnelle ont déjà mis en évidence l'effet de l'entraînement musical sur le cerveau (Imfeld et al. 2009, NeuroImage. 46, 600-7).

Les travaux de la littérature concernant les effets de l'expertise musicale sur le cerveau ont mis en avant des modifications touchant principalement des régions temporales et préfrontales (aires auditives primaires et associatives, aires motrices), ces modifications étant généralement interprétées comme l'effet de l'entraînement des musiciens dans des processus de discrimination perceptive et de pratique motrice instrumentale. Nous nous sommes récemment intéressés aux effets potentiels de l'expertise musicale sur les capacités de mémoire et nous avons montré des différences fonctionnelles et structurales au niveau de l'hippocampe entre musiciens et non-musiciens jeunes adultes (18-35 ans) : chez les musiciens, les activations hippocampiques au cours de tâches de mémoire et la taille de cette structure étaient significativement supérieures (Groussard M, La Joie R, Rauchs G, Landeau B, Chételat G, Viader F, Desgranges B, Eustache F, Platel H (2010). When music and long-term memory interact: effects of musical expertise on functional and structural plasticity in the hippocampus. PLoS One ; Figure ci-contre). Par ailleurs, certaines études épidémiologiques tendent à montrer que la pratique musicale chez les sujets âgés serait un facteur limitant le risque de développer une démence (Verghese et al., 2003, N Engl J Med, 25, 2508-16).

L'objectif de ce projet, qui comporte un volet comportemental et un volet de neuroimagerie est donc de préciser si l'expertise musicale chez des sujets âgés protège des effets neurocognitifs délétères liés au vieillissement normal, en particulier au niveau des mécanismes de mémoire.

Annexe D : Apprentissage implicite de nouvelles connaissances auditives et visuelles chez les patients atteints de la maladie d'Alzheimer

Source : Unité INSERM U1077 – www.u1077.caen.inserm.fr

Responsables : Hervé Platel et Karine Lebreton
Post-doctorante : Mathilde Groussard
Collaborations : Odile Letortu, Caroline Mauger et l'établissement gériatrique « Les Pervenches » du groupe Hom'Age à Biéville-Beuville

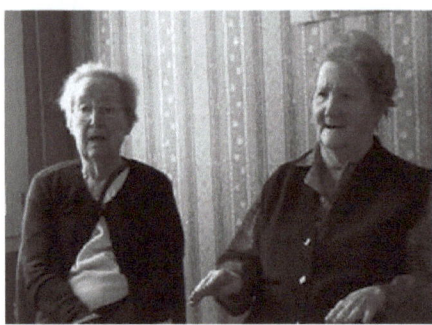

Les patients atteints de maladie d'Alzheimer présentent une altération sévère et précoce de la mémoire déclarative (en particulier de la mémoire épisodique). Cependant, nous avons montré que ces patients étaient capables, grâce à une exposition répétée à de nouveaux chants, de les apprendre et de les produire ensuite spontanément, et ceci en l'absence de tout souvenir explicite des séances d'apprentissage.

Apprentissage de chants chez deux patientes atteintes de maladie d'Alzheimer

Ce projet de recherche vise à mieux comprendre les mécanismes neurocognitifs sous-tendant l'apprentissage implicite de nouvelles connaissances chez des patients atteints de maladie d'Alzheimer à un stade débutant à sévère de la démence.

Ce projet se décline en deux phases :

La première phase correspond au recueil de données comportementales à partir de plusieurs types d'informations écologiques : linguistiques, musicales, picturales et photographies d'objets.
Le recueil de données comportementales issues de deux expérimentations (Samson S, Dellacherie D, Platel H (2009). Emotional power of music in patients with memory disorders: clinical implications of cognitive neuroscience. Ann N Y Acad Sci 1169 : 245-255), montre chez ces patients des capacités d'apprentissage implicite très bonnes pour du matériel musical ou pictural, mais très faibles pour des stimuli uniquement linguistiques (textes courts, poèmes) (Cf figure ci-dessous)

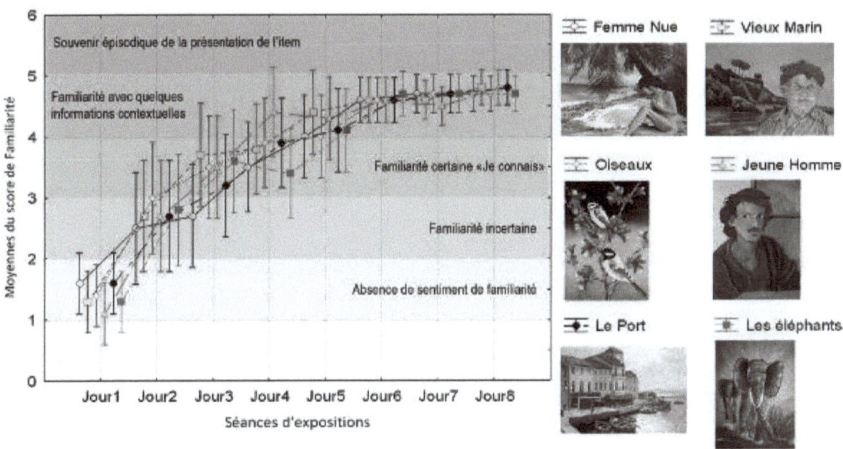

Augmentation du sentiment de familiarité chez 12 patients Alzheimer (MMS entre 5 et 19) pour 6 tableaux de peintures inconnus exposés 8 fois.

Nous avons également montré, chez des sujets sains jeunes, que la mémoire perceptive implicite pouvait favoriser la formation d'une trace mnésique en mémoire épisodique (Gagnepain et al., 2008 ; 2011). Cette recherche vise également à déterminer si des sujets âgés sains et des patients Alzheimer à un stade débutant à modéré de la maladie peuvent bénéficier de cet effet lors de l'encodage de photographies d'objets.

La seconde phase du projet vise à mettre en évidence les ressources cérébrales résiduelles sous-tendant ces capacités d'apprentissages implicites. Il s'agit d'une étude en IRMf conduite avec du matériel pictural et musical auprès de patients Alzheimer à un stade modéré à sévère au moyen de la comparaison de l'activité cérébrale entre 1) des stimuli familiers anciens, 2) des stimuli devenus familiers au cours de séances préalables d'exposition et 3) des stimuli inconnus.

Ainsi, outre son intérêt clinique puisqu'il vise in fine à développer de nouvelles stratégies de prise en charge des patients Alzheimer aux différents stades d'évolution de la maladie, ce projet présente également un intérêt fondamental pour une meilleure compréhension du fonctionnement de la mémoire humaine interrogeant les relations entre les phénomènes de mémoire implicite et explicite.

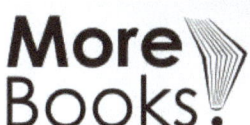
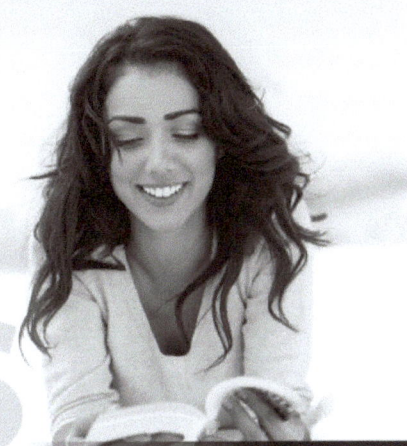

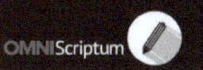

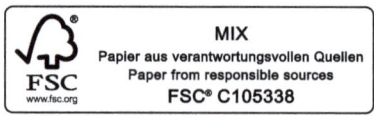